맥주도 참을 만큼
너를 사랑하니까

맥주도 참을 만큼
너를 사랑하니까

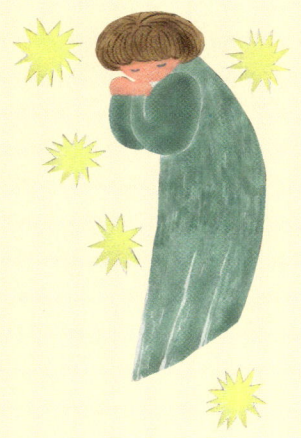

전은주(꽃님에미) 지음

라이프 앤 페이지
Life & Page

나를 엄마로 만들어줘서 고마워.
사랑하는 꽃님이 꽃봉이에게.

일러두기

1. 해외 원서를 번역한 그림책의 경우, 번역 저작권 만료로 절판된 도서들이 몇 권 있습니다. 서점에서 구하기는 어려우나 대부분의 도서관에 비치되어 있기에, 본문에서도 함께 소개하였습니다.
2. 인용문은 원문의 표기를 그대로 따랐습니다.

prologue

내 마음 깊은 곳의 소리를
들어본 적 있나요?

저는, 서른 넘어서 아이를 낳으면서도 주변에 아이를 낳은 친구나 자매가 없어서, 아이가 태어나면 어떻게 되는지 잘 몰랐습니다. '신생아는 하루에 열몇 시간씩 잔다는데, 그 시간에 출근하면 되지 왜 아이를 낳았다고 회사를 그만두는 걸까?' 이렇게 생각했을 정도니까요. 하지만 모른다는 사실 자체를 잘 몰랐어요. 그래도 뭘 아는 줄 알았습니다. 네, 아이를 낳고 일주일도 안 돼 상황 파악했습니다. 내 인생 완전 뒤집어졌구나.

하지만 육아에 대해서 몰랐던 건 계속되었어요. 아기가 사람 말을 알아듣는 것도 아닌데 아무도 없는 집에서 나 혼자 소리 내어서 말하는 게 웃긴다고 생각해서, 아기가 생후 6개월이 되도록 속으로 생각만 했어요. '난 정말 널 너무 사랑해서 심장이 터져버릴 것 같아.' 이런 말을 다 속으로만 했다니까요. 바보.

이렇게 아무것도 모르던 제가 태교라고 잘했겠습니까? 첫아이 때는 좌충우돌 엉망진창이었지요. 나름대로 잘해보려고 클래식 음악을 들었지만 음악만 들으면 쿨쿨 잠들기 일쑤였고, 수학 문제를 풀면 아이가 공부를 잘한다기에 정석을 풀다가 성질 버릴 뻔했습니다.

더군다나 마음을 가라앉혀야 하는 시기임에도 하루에도 몇 번씩 행복과 불안, 두 감정 사이에서 널을 뛰곤 했습니다. 불안함은 뜻밖에도 마음을 잔잔히 가라앉히고 좋은 것만 생각하라는 태교책을 읽을 때 가장 심했어요. 제가 읽은 대부분의 태교책에서는 자칫 내가 지금 잘못하면 소중한 아가에게 큰 문제가 생긴다고 말하는 겁니다!

마지막 생리 시작일이 임신 1일로 계산되는 거 아시죠?

그땐 아직 '하지도 않았는데', 그 시기에 먹은 술과 약도 임신 기간에 먹은 게 됩니다. 나는 임신 첫 2, 3주에 술도 마셨고, 몸이 나른하길래 감기인 줄 알고 감기약도 먹었는데…. 어떡하지, 어떡하지?

지금 생각해보면, 아기에게 무엇이 가장 유익할까보다 엄마에게 무엇이 가장 편안할까를 생각했어야 하는데, 저는 착각을 했던 거죠. 태교는 아기를 똑똑하게, 잘 키우기 위해서 하는 건 줄 알았어요. 제가 본 태교책은 대부분 천재 아니면 영재로 키우기가 주제였거든요. 내 인생은 좀 꼬였고 후회되는 부분도 있지만 내 자식이 태어난다니, 이제 나도 새 출발! 내 아이의 인생을 멋지게 만들어보리라. 시행착오 하나 없이 최고로만!

제일 몰랐던 건 태교가 아기 교육이 아니라 부모 교육이라는 점입니다. 아이를 낳고 키우면서 많은 분들이 농담처럼 하는 얘기가 있어요. "부모 되는 것도 자격시험 봐야 해!" 시험을 쳐야 했다면 준비를 좀 열심히 하지 않았을까…. 차라리 떨어졌더라면 애초에 부모가 되지 못했을 테니 이렇게 아이에게 미안하지 않아도 됐을 텐데.

　진짜 태교는 '부모 되기'를 준비하는 것인 줄, 저도 아이들을 한참 키우면서야 알았습니다. 준비된 부모가 키우는 아기는 대부분 야무지게 잘 크기 때문에, 사람들은 아기를 똑똑하게 키우기 위해 태교를 한다고 착각하기 쉽지만, 진짜 태교는 아기보다 부모를 위한 것이더군요. '좋은 엄마 아빠가 되어야지!', '행복하게 살 거야!' 이렇게 막연하게 기대하거나 불안해하는 것보다 '나는 어떤 부모가 되고 싶은가', '나는 어떤 인생을 살기 원하는가'를 생각하는 것이 더 중요합니다. 아기를 맞이하기 전에 부모 되기에 대해서 더 오래 생각한 뒤에 아이를 낳는다면, 그 아이가 더 잘 자라지 않을까요? 그 육아의 과정이 더 행복하지 않을까요?

　아이가 기존의 가정에 들어서면 라이프스타일 자체가 얼마나 바뀌는지, 그 변화의 고됨을 견뎌내기 위해서, 그 변화를 이왕이면 나 자신이 성숙하고 성장하는 기회로 삼기 위해서 나는 어떤 준비를 해야 하는지 생각해보고, 부부가 함께 나누는 시간이 가장 중요한 태교입니다. 사실은 준비를 해봤자 나중에는 다 뒤죽박죽이 되겠지만, 준비하는 과정 그 자체에서 이미 우리는 성장한답니다. 육아 때문에 나의 한계를 알게 되지만, 육아 덕분에 그 한계를 넘어설 기회를 얻는 것이지요.

지금 만약 또 아이를 낳는다면, 저는 최고의 태교로 그림책을 읽겠어요. 그림책의 장점은 아름답다, 재미있다, 웃기다, 기발하다, 감동적이다 등등 여러 가지가 있지만 '짧다'는 것도 있습니다. 그림책을 읽으면 지루할 틈 없이 아름다운 그림과 인상적인 이야기가 후루룩 쏟아집니다. 고작 5, 6분 만에 인생에 대한 다정하고 강력한 질문을 만나게 되는 것이지요. 그리고 시각과 청각(그림책은 소리 내어 읽을 때 가장 재미있답니다), 때로는 촉각까지 자극하는 그림책을 읽다 보면 마음이 쉽게 열리고, 직관적인 대답, 나도 몰랐던 내 마음 깊은 곳에서 들리는 소리를 들을 수 있거든요. 내 마음의 깊은 소리를 들으며 나에 대해서, 내 삶에 대해서, 배우자에 대해서 생각하는 귀한 시간! 그것이 태교입니다.

그림책을 좋아하는 성인 독자 중에는 아이에게 읽어주다가 그림책에 반했다는 분들이 많습니다. 아이를 낳고 키우다 보면 으레 만나게 되는 그림책을 구태여 태교 기간에 읽으라고 권하고 싶은 이유는 그림책이 주는 기쁨과 질문들이 부모 되기를 준비하는 데 참 좋기 때문이기도 하지만요, 그림책이 어떤 것인가 미리 느껴보라는 뜻도 있습니다. 이제 아이와 함께 다니면 그림책으로 접주는 이들을 많이 만나게 될 거예요.

"책을 읽어야 아이가 공부를 잘한다", "몇 살에는 이걸 읽어야 하고 몇 살에는 저걸 읽어야 한다", "자, 이 정도 책은 있어야 아이가 뒤떨어지지 않는다", "이 엄마, 큰일 낼 사람이네. 이렇게 아무것도 몰라서 아이를 어떻게 키우려고. 아이 바보 만들 거야?"….

책은 아이를 키울 때 정말 좋은 친구가 되어줍니다. 아이에게도 부모에게도 빛을 밝혀주고, 즐거움을 주는 최고의 육아 파트너 중 하나인데요. 그렇게 소중한 책을 불안과 초조, 자책감과 욕망으로 범벅이 된 채 만나지 마시라고, 어떤 책을 읽어야 하고, 왜 읽어야 하는지 긴 설명 빼고 그냥 직접 한 번 느껴보시라고, 먼저 이 그림책들 한 번 보시라고 권하는 마음으로 이 책을 씁니다.

책은 정말 중요하지만, 중요하지 않기도 합니다.

어쩌면 책뿐만 아니라 아이를 키우는 데 필요하다는 모든 것들이 그런 것 같아요. 중요하지만 중요하지 않습니다. 감사하고 행복하기만 해도 참 어려울 육아의 길에서, 가급적 쓸데없는 일들에 힘 빼지 마시고 부모와 아이가 함께 성장해 나가시길, 한층 더 깊어지시길 축복합니다.

꽃님에미 전은주

prologue　　07

작고 여린 것들을 지키고 싶은 마음
성장을 위한 시간

그림책이 내게 걸어온 말들	20
모성애의 진실	25
어떤 아빠로 자라길 바라시나요?	31
우리에게 아이가 온 이유	39
꿈을 잃은 게 아니야, 다른 꿈을 꾸는 것일 뿐	48
어린 나와 함께 하는 소꿉장난	54
실패조차 빛나는 별이 된다면	59
거짓말 태교	62

2부

너와 함께 나누고 싶은 이야기
태담을 나누는 시간

태담이 쑥스러운 엄마를 위해	68
우리 함께 바다 갈까?	74
태교, 나를 키우는 시간	80
딸에게, 아들에게 해주고 싶은 말	84
하늘을 날고 싶었던 나에게	90
우리 집으로 찾아온 미술관	95
엄마가 잔 거 아니야, 아기가 잔 거야	104
여행과 두려움의 상관관계	109

3부

서툰 부모를 위한 마법의 주문
부모 되기를 생각하는 시간

나를 엄마로 골라줘서 고마워	118
초보 부모에게 꼭 필요한 이것	123

내가 아니어도 괜찮아	130
꽃길이 아니어야 꽃 같은 내 아이가 보인다	134
엄마의 사전	137
레이스 머리띠의 교훈	142
엄마 아빠의 말공부	148
그림책에서 만난 고수 아빠	153
그저 최선을 다할 뿐	158
깊은 밤을 걸어도 우리는 함께니까	162
피가 되고 살이 되는 육아 15계명	168

4부

우리 가족의 두번째 시즌

새로운 가족을 맞이하는 시간

완벽한 출산	176
동생이 태어나는 건	181
엄마의 첫사랑은 영원히 너야	186
아, 그래도 미운 걸 어떡해	190
탄생신화 창작 타임	193
간섭과 관심 사이	199

한두 군데 멍드는 일쯤은 아무것도 아니지   203
지금 이 순간 필요한 건, 초긍정 파워!   206

5부
사랑하는 사람과 필요한 거리는
사랑을 배우는 시간

내가 곰이 되어도 사랑할 거야?   214
세상에서 가장 멀어지고 싶지 않은 타인   218
하루를 부지런히 살아낸 나에게   224
웃을 일을 만들어줘야 웃지?!   229
내 마음이 이미 녹아버렸다면   234
다른 차원의 시간 속에서   240
특별하고도 평범한 인생이 주는 위로   244
함께 살아가는 것의 힘   247

epilogue   254

|부록| 0~12개월 아기와 함께 읽고 싶은 그림책   256

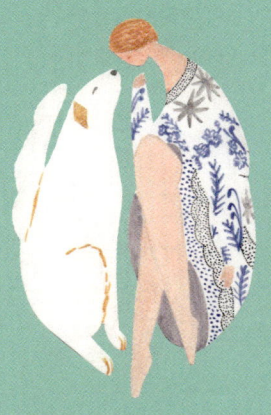

1부

작고 여린 것들을
지키고 싶은 마음

성장을 위한 시간

그림책이 내게 걸어온 말들

　제게 엄마가 되어 가장 좋은 점을 묻는다면 베스트 3위 안에 '그림책의 세계를 알게 된 것'이 들어간답니다. 사실 예전에는 그림책과 동화책의 차이도 잘 몰랐어요. 동화책은 글이 주된 서사를 이끌어가고 그림은 글을 설명해주는 삽화인 데 비해, 그림책은 그림과 글이 함께 이야기를 만들어갑니다. 그림은 글이 하지 않는 이야기, 글보다 더 깊은 이야기를 하기도 하고, 심지어 글과 다른 이야기를 하기도 하지요.

　처음엔 제게도 그림책은 '아이만의 책'이었습니다. 아기에게 뭔가 가르치는 교재로, 때로는 함께 시간을 보내는 장난감 정도로 그림책을 읽기 시작했습니다. '사과', '자동차', 이런 단어들과 단순한 그림이 있는, 카드와 책 사이 어드메쯤 있는 사물 인지 책으로 아이와 함께 그림책 독서를 시작했는데요. 어느 날부터인가 그림책이 제게 말을 걸어오는 겁니다. 기껏해야 40쪽 남짓한 책이, 글자도 별로 없고 등장인물도 다람쥐, 토끼같이 말하는 동물이나 나온다고 생각한 책이 제 마음을 똑똑 두드리는 겁니다. 아름다운 그림과 쉽고 재치 넘치는 이야기로 마음의 빗장을 열더니 어느새 훅, 치고 들어오더군요.

너, 잘 살고 있니?
너, 행복하니?
너, 내가 같이 있을게.

같은 그림책을 읽으면서도 아이는 아이 나름대로 즐거움을 찾아내고, 저는 제 인생을 비추어 읽기 시작했습니다. 마음이 열려 있는 척하면서도 내 생각이 옳고, 이미 나도 알 것 다 안다고 생각하는 제게 아마 누군가가 저를 가르치려고 했다면 저는 도망을 갔을지도 모릅니다. "알아, 알아, 안다구. 나는 지금 아이를 키우느라 너무 바빠. 다른 생각을 할 여유가 없다구!" 아무것도 배우지 못하고, 성장하지 않는 시간들이 흘러갔겠지요. 그림책은 아이와 웃고 즐기는 동안 스르륵 저도 모르게 삶에 대해서 참 많은 질문을 하고, 이런 건 어떠냐, 저런 삶도 있단다, 여러 가지 이야기를 들려주었습니다.

『수박이 먹고 싶으면』(김장성 글, 유리 그림/이야기꽃)은 수박을 키우는 내용의 그림책입니다. 씨앗을 뿌리고, 잎을 솎아내고, 밭을 가는 이야기입니다. 그런데 수박 키우기에 관한 이 짧은 이야기를 읽고 왜 그렇게 눈물이 났을까요?

수박이 먹고 싶으면 싹이 나올 때까지 기다릴 줄 알아야 하고, 저 혼자 클 줄 알도록 때로 모르는 척해줘야 하고, 기도하는 마음으로 잘 자라라고 속삭여주고, 마음 아프지만 싹을 적당히 제거해줘야 남은 녀석들이 튼튼하게 잘 자란다는 것…. 무엇보다 나누는 마음이 있어야 한다는 것을 자연스럽게 깨닫게 해주거든요.

이 책은 읽다 보면 수박 이야기가 아닌 육아서인 것 같아요. 아니, 삶의 철학서 같습니다. 내 뜻대로 되지 않지만, 어느새 조금씩 성장하고 있는 나를 믿게 만듭니다.

 이런 그림책을 만나기에 가장 좋은 때가 임신 기간이랍니다. 태교 강연에서 그림책을 읽어드리면 대부분 "그림책이 이런 건 줄 몰랐어요. 엄청 수준 높네요", "아기가 태어나면 함께 읽을래요"라고들 하십니다. 그러면 저는 "천만에요. 함께 읽으려면 한참 남았어요"라고 '팩폭'을 합니다. 아기가 태어나고 1, 2년은 '사과', '바나나', 기껏 문장으로 말해봐야 '달님 안녕?', 이 정도 책을 입에서 단내가 나도록 읽어야 한답니다. 인생을 가르쳐주는 그림책(!)은 낳기 전에 열심히 읽어두세요.

 게다가 이때 읽은 그림책들은 아이를 낳자마자 휘몰아치는 육아 실전에 도움이 팍팍 됩니다. 그림책으로 육아 현장을 시뮬레이션 하면서 적응력을 높이는 거죠. 좋은 책을 고르는 눈도 키워지고, 아이들의 눈높이도 잘 이해하게 됩니다.

 아이와 양육자가 함께 좋아하는 무언가가 있다는 것은 그 자체로 참 축복인 것 같습니다. 아이와 함께 보내는 시간이 지루하지 않거든요. 아이가 잠들 시간만 기다리거나, 너 때문에 내 시간을 희생한다는 억울함도 생기지 않지요. 무엇보다 그림책을 함께 읽으면서 나누는 이야기들은 육아를, 가족됨을 행복한 일로 만들어줍니다.

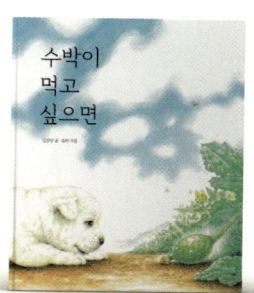

모성애의 진실

아이를 키우며 내가 미쳤구나 싶었던 순간, 베스트 3.

첫 번째, 모유만 먹는 딸의 아기똥풀꽃 샛노랑 똥을 보면서 생각했습니다.

'카레 맛일까?'

두 번째는 한 시간 넘게 보채다가 간신히 잠든 아기를 보면서 너무나 사랑스러워 깨워서 웃는 걸 보고 싶다고 생각한 순간.

세 번째는? 딸아이는 엄마가 화장실에 들어가 문을 닫는 것을 유난히 무서워했어요. 같이 들어가거나, 문을 열고 볼 일을 봐야 했는데 언젠가는 후배가 놀러 왔다가 제 모습을 보고는 질겁해서 자기는 절대로 아이를 못 낳겠다고 하더라고요.

그러던 어느 날, 첫째가 제가 화장실에 가도 순순히 보내주었습니다. 화장실에서 무심코 '이제 둘째를 낳아도 되겠어' 생각하다가 깜짝 놀랐습니다. 내가 미쳤구나, 하나 있는 아이도 이렇게 감당하지 못하면서 둘째라고오오? 결국 저는 둘째 아이를 낳았습니다. 미쳤어, 미쳤어~.

결혼하기 전, 한 번도 아기가 예쁘다고 생각한 적이 없었기에(귀찮고 시끄럽다고 생각한 적이 훨씬 더 많았답니다!) 임신 기간 내내 나처럼 모성애가 없는 사람이 엄마가 될 수 있을까 무서웠습니다. 아이를 낳고서야 알았습니다. 모성애는 타고나는 것이 아니라 아이를 키우면서 만들어진다는 것을요. 금방 태어나 퉁퉁 부은 아기를 보면서 신기하긴 하지만 괴상하다고 생각했던 제가 똥을 찍어 먹어보고 싶다고 생각할 정도로 사랑에 빠질 줄이야 누가 알겠습니까?

낮밤이 바뀐 아기를 돌보느라 힘든 순간을 겪으면서, '내

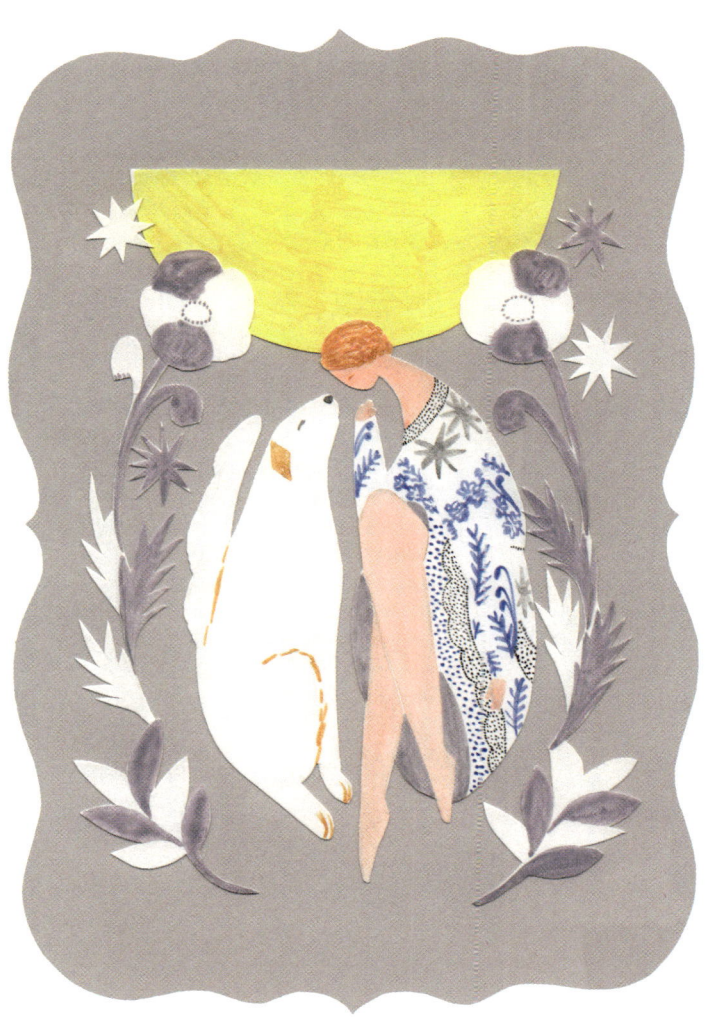

가 왜 아이를 낳았을까, 나 같은 건 엄마도 아니야' 자책하는 시간들을 지나면서 어느 순간 깨달았습니다. 어느새 내가 내 아이뿐만 아니라 어리고 약한, 세상 모든 것들을 사랑하는 사람이 되어 있다는 것을요. 모성애는 구체적인 내 아이에 대한 감정에서 세상으로 번져나간다는 것을요.

모성애는 자연스럽게 생기지만, 그냥 생기는 것이 아니라 어려움을 겪고 이겨내는 작은 순간들이 모여서, 때론 체념과 슬픔이 모여서 생긴다는 것을 알았습니다. "세상 사는 게 다 그렇지"라며 마냥 시큰둥했던 제가 엄마가 되고 나서 처음으로 뉴스를 보면서 울기 시작했습니다. 머나먼 나라의 전쟁 뉴스를 들으면서 얼핏 지나간 화면에 비친 아이들 때문에 눈물이 나고, 텔레비전 프로그램 사이에 하는 이웃돕기 캠페인을 보면서 대성통곡을 하기도 합니다.

엘리베이터에서 처음 본 아기와 눈이 마주치면 웃음을 짓거나, 생판 모르는 아기 엄마에게 "몇 개월이에요?" 물어볼 때, 식당에서 우는 아기 소리가 시끄럽기보다 '왜 우는 걸까?' 걱정되는 순간. 길 가는 아이도 달리 보이고, 이 아이들이 살아갈 세상이 걱정되어 일회용품을 쓸 때마다 문득 망설

이게 될 때. 엄마가 되기 전과 후의 제가 얼마나 달라졌나를 생각합니다.

제가 살아가는 세상도 달라졌습니다. 더 마음 아픈 일이 많고, 더 사랑할 것이 많은 세상. 훨씬 더 깊고 다채로운 색깔의 세상입니다.

여기 두 엄마가 있어요. 향긋한 복숭아를 바구니에 담고, 아기를 만나러 오래된 숲으로 가는 사람 엄마 앞에 으르렁대는 엄마 사자가 나타납니다.

"너를 잡아먹어야겠어! 나는 배가 고프거든. 배 속에 있는 조그만 아기 사자들과 함께 먹어야 하니까 두 배로 배가 고프지. 뜨거운 태양이라도 꿀꺽 삼킬 정도야!"

엄마는 다리가 덜덜 떨리지만, 용기를 내어 말합니다.

"쉿! 그렇게 무서운 말을 하면 우리 아기들이 깜짝 놀라잖아."

그리고 함께 복숭아를 나눠 먹지요. 그새 엄마 사자는 눈빛이 순해집니다. 뱃속에 아기 사자가 셋이나 있네요. 어휴, 저 배로 사냥을 하려면 얼마나 힘들겠어요?

사람 엄마가 원래 용감한 것이 아니라 다리가 덜덜 떨리는 데도 애써 말하는 장면, '내 아기가 놀라잖아'가 아니라 '우리 아기들이 놀란다'고 사자네 아기까지 같이 걱정해주는 대목에서 제 콧등이 찡했습니다. 이렇게 우리는 용기를 내어가며, 내 아기뿐만 아니라 서로 아기의 엄마가 되어가는군요.

사람 엄마와 사자와 곰과 거미 엄마는 함께 '오래된 숲'으로 갑니다. 할머니의 할머니에서 할머니에게, 나에게, 아이에게 전해지는 오래된 지혜와 연대의 현장인 숲! 거기에서 엄마는 두근두근 설레면서 다정하게 말해요.

"그렇게 엄마는 너를 만났어."

마음까지 따뜻하게 물드는 그림책 『엄마와 복숭아』(유혜율 글, 이고은 그림/후즈갓마이테일)입니다.

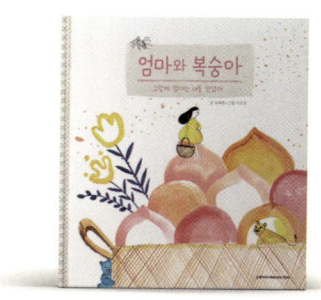

어떤 아빠로 자라길 바라시나요?

응애응애~ 아기가 태어나는 순간, 세 명이 태어납니다. 아기와 엄마, 그리고 아빠! 아기와 똑같이 엄마 아빠도 성장을 해나가는 것이죠. 문제는, 엄마는 그럭저럭 빨리 성장하는데, 아빠는 도대체 언제 자랄 건지 서툴기 짝이 없다는 겁니다.

그림책 계의 무라카미 하루키라고 할 만큼 인기 많은 일본 그림책 작가 요시타케 신스케의 『아빠가 되었습니다만,』(온다)에 보면 간호사가 엄마에게 묻습니다.

"어떤 아빠로 자라길 바라시나요?"

엄마가 한숨을 쉬며 대답합니다.

"…일단은, 방해나 안 되면 좋겠어요."

하지만 한동안은 방해가 됩니다! 엄마는 아기도 돌봐야 하는 데다, "나도 아기를 잘 돌보고 싶지만, 애가 엄마만 찾는 걸 어떡해?" 은근히 좋아하면서 텔레비전 앞에 드러누운 남편의 뒤치다꺼리도 하게 되거든요.

그런데 아빠도 속으로는 서운하고 두려워한답니다. '아이와 잘 지내고 싶은데… 내 아이도 아버지를 싫어하면 어떡하지? 바로 나처럼! …내 아버지 같은 아버지는 되고 싶지 않은데….'

어쩌면 태교는 엄마보다 아빠에게 더 필요한지도 모릅니다. 태교를 하지 않은 엄마도 아기를 낳고 나면 어떻게든 적응할 수밖에 없지만, 준비하지 않은 아빠는 본인이 아빠가 되었다는 사실에 적응하는 데 꽤 오랜 시간이 걸리거든요.

아빠에게 가장 중요한 태교는 이것입니다. 바로 어떤 아버지가 될 것인지 생각하는 것이요.

"친구 같은 아버지요."

"아버지는 역시, 능력이 있어야죠."

"막연한 표현 말고, 구체적으로 생각해보세요. 어떤 아버지가 되고 싶으신가요?"

"아, 그냥 좋은 아버지요."

많은 예비 아빠들이 '아버지'에 대해서 생각하기를 두려워하더라고요.

"그냥 닥치면 다 하는 거지, 뭘 또 생각까지 해야 해요? 아버지가 아버지죠."

좀 쑥스럽더라도 어떤 아버지가 되고 싶은지 생각해보라고 꼬치꼬치 묻다 보면 많은 아빠들이 똑같은 대답을 합니다.

"모르겠어요."

슬프지만, 좋은 아버지를 본 적이 없기 때문입니다. 예비 아빠들의 아버지 역시 다 좋은 아버지가 되고 싶었을 것이고, 최선을 다했을 텐데 왜 자식들은 좋은 아버지의 모델로 자신의 아버지를 떠올리지 못하는 걸까요? 어쩌면 자식이 원하는 좋은 아버지와 아버지가 생각한 '아버지 노릇'이 달랐기 때문은 아닐까요?

내 아버지는 왜 그래야만 했을까. 현실을 인정하는 순간, 좋은 아빠가 되는 첫걸음을 크게 내딛는 거랍니다. 걱정 마세요. 아이는 나처럼 자라지 않습니다. 더 행복하게, 더 잘 자라지요. 멋진 아빠가 있는걸요. 그러면서 아빠도 잘 자랍니다. 비로소 아빠 속에 있던 작은 소년도 위로받고 격려를 받으니까요.

『나의 아버지』(강경수 글, 그림/그림책공작소)는 자신이 아버지가 된 후에 새롭게 어린 시절의 아버지를 떠올리는 남자의 이야기입니다. 아이에게 자전거를 가르쳐주면서 '나의 아버지는 뭐든지 다 잘했던 것 같은데 나는 왜 이렇게 서툴지?' 그러면서 깨닫지요. '아, 당시의 젊은 아버지였던 내 아버지도 그때는 서툴렀구나. 그때 무서웠겠구나!'

그러다가 어느새 자신보다 더 약해진 아버지를 잊어버렸던 것도 기억해냅니다. 이제 자신의 아이를 앞에 두고, '별 볼 일 없는 내가 어떤 부모가 되어야 하나' 싶어 자신을 믿지 못해 괴로워할 때, 여전히 아버지가 자신의 뒤에 있다는 걸 깨닫습니다. 나이 들고 힘없는 아버지는 구부정한 어깨로 또 다시 격려해주십니다.

"내가 지켜보고 있을게. 넌 할 수 있어.'

당당하고 힘찬 아버지만이 아니라, 그 존재 자체로 힘이 된다는 걸 보여주는 책입니다. 그제야 책의 표지를 다시 봅니다. 자전거 앞에 아이가 혼자 있는 것 같지만, 아버지의 그림자가 아이를 감싸주고 있네요. 아버지 안에 아이가 있습니다.

그런데 이 책의 세트라고 할 수 있는 같은 작가의 다른 그림책 『나의 엄마』에서는 '엄마'인데, 왜 '나의 아빠'가 아니라 『나의 아버지』일까요? 이 책은 '아빠'라고 부르기보다 '아버지'라고 부르는 나이의 독자에게 더 감동적으로 다가오기 때문이 아닐까 싶어요.

내 아이를 만나기 전에, 아이인 내가 아버지와 만나게 되는 책입니다. 그 아버지를 어떻게 생각해왔는지, 어쩌면 잊으려고 했는지, 잊어버렸는지, 혹은 앞으로 잊고 싶은지…. 사람마다 다르겠지요. 내가 어떤 마음인지 스스로에게 물어보는 것은 어쩌면 무서운 일인지도 모르겠어요. 다만, 부모가 된다는 것은 내가 자식이라는 것을 다시 한 번 되새기는 일이랍니다.

어쩌면 내 안에서 남몰래 울고 있던 아이를 달래는 것, 이것이 진짜 태교의 시작이겠지요.

아빠 태교용 그림책으로 한 권 더 소개해드릴 책이 있어요. 『가드를 올리고』(고정순 글, 그림/만만한책방). 태교 강연에서 이 책을 읽어드리면 남자 참석자들이 가장 많이 사진을 찍어가는 책이랍니다.

도망갈 데 없는 좁은 링 안. 하지만 혼자 싸워야 하는 드넓은 링 안에서 도저히 이길 수 없을 것 같은 상대에게 얻어터지는 한 선수가 있습니다.

'여기가 어디지?'

'난 지금 무엇을 하고 있는 걸까….'

눈이 부어 앞이 잘 보이지 않는 상황에서 피투성이 선수가 떠올리는 것은 바람입니다.

'산모퉁이를 돌아서면 바람이 불까? 저 산 위에는 시원한 바람이 불 거야.'

선수는 애써 다시 한 번 주먹을 듭니다. 가드를 올리지요.

다시 한 번 해보는 겁니다.

이 선수의 마음이 '이제 곧 내 자식이 태어날 텐데…' 싶은 아빠의 마음이 아닐까요? 혼자였으면 진작 산에서 내려갔죠. 이까짓 것 그만둬버리지요. 하지만 이제 나는 아빠입니다. 다시 한 번 흐릿한 눈을 비비며 싸워보겠다고 가드를 올리는 선수에게 한 줄기 바람은, 바로 가족이 아닐까요? 뭐, 산 정상까지 올라가지 못해도 좋습니다. 다시 가드를 올리는 선수를 위로해주는 시원하고 부드러운 바람은 이 순간에도 불고 있답니다.

책의 뒷표지에 쓰여 있는 글입니다.

넘어지는 일 하나는 끝내주게 잘한다.
하지만 일어서는 것은 여전히 힘겹다.
때때로 나를 일으켜 준 이름 모를 권투 선수에게 이 책을 보낸다.
오늘도 일어서는 당신에게도.

이 그림책을 읽고 그만 눈물을 흘렸다면, 박수를 보내드립니다. 자, 앞으로 있을 아이 교육에 큰 산을 넘으신 거예요. 그림책 읽어주는 아빠 엄마, 그리고 함께 공감하는 엄마 아빠로 큰 발자국을 내딛었으니까요.

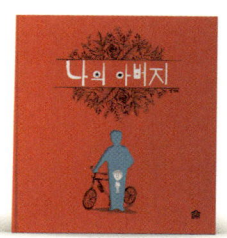 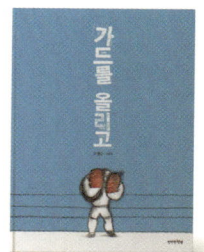

우리에게 아이가 온 이유

어느 날, 아이를 깡시골 시할머니께 맡겨놓고 일을 하는 후배가 걱정을 털어놓았습니다.

"할머니께서 아이에게 숫자 가르친다고, '할매 따라해 바라. 한나, 둘, 서이, 너이, 다스' 이러세요. 난 몰라~."

같은 자리에 있던 직장맘들이 맞장구를 쳤지요.

"나는 친정 엄마에게 맡기잖아. 우리 엄마는 하루 종일 텔레비전만 봐. 그것도 볼륨을 엄청나게 크게 해서. 하루 종일 드라마를 보시니까, 아이가 모르는 드라마가 없어. 전에 끝말잇기를 하는데 '소파' 했더니, 애가 '파혼'이라고 하더라.

완전 드라마 전문용어 아니야? 애가 하루 종일 드라마만 보면서 뭘 배우겠어?"

그러자 자녀가 다 성인인 선배 언니가 코웃음 치더라고요.

"애들이 어른 말하는 거 듣고 배우는 줄 아니? 행동 보고 배우지."

그땐 저도 아이들이 어릴 때라, 선배의 그 말이 얼마나 무서운지 몰랐습니다. 나는 "바담 풍" 해도 아이는 "바람 풍" 제대로 알아들을 줄 알았죠. 하지만 아이들은 제가 말로 가르쳐주는 걸 배우지 않더군요. 제가 보여주는 행동을 보고 배웠습니다. 아이를 좋은 사람으로 키우려면 내가 먼저 좋은 사람이 되어야 한다는 것을 깨닫고 얼마나 두려웠는지 모릅니다.

그래도 한 20년 가까이 아이를 키우며 이제 와 돌아보니, 그 두려움 덕분에, 나만 바라보며 나처럼 크는 아이들 덕분에 옛날보다는 조금 더 나은 사람이 된 것 같습니다. 영어도 아이들에게 영어 그림책을 읽어주느라 확 늘었고, 바른 자세 시범을 보이며 살았더니 목 디스크 증세도 훨씬 좋아졌어요. 착한 여자가 되고 싶었던 옛날엔 억울해도 참고, 화가 나도 참고, 심지어 먹을 것도 참고 살았는데, 딸 엄마로 살면서 요즘은 화낼 줄도 알고, 기꺼이 손해를 볼 줄도 압니다. 저는 이제 더 이상 콜라를 입에 달고 살지 않으며, 세상의 작고 여린 것들에 대해 점점 더 친절한 사람이 되어가고 있습니다. 하하하.

꽉 굶고 '될 대로 되라' 하루 종일 자버리고 싶은 날도 억지로 일어나 먹을거리를 챙기고, 일상을 버텨냅니다. 아이가 "엄마 똑땅해? 슬포?" 물어대니 안 그런 척 표정 관리하면서 버티다 보면 어느새 다시 살 만한 힘을 얻곤 했지요.

누군가 신이 모든 곳에 있을 수 없어 엄마를 만들었다고 하지요. 제 생각엔 신이 모든 곳에 있을 수 없어 모자란 사람에게 아이를 보내준 것 같아요. 인간 좀 되라고!

아이를 낳고 키우면서 성장한 것은 아이만이 아니라 나와 우리 가족 모두입니다.

『알버트』(도나 조 나폴리 글, 짐 라마수 그림/작은책방)의 주인공 알버트는 좀 까탈스러워요. 외출을 하려다가도 쓰레기차가 덜컹거리며 지나가거나 누군가 싸우는 소리에 바깥이 시끄러우면 그만 집에 있어버립니다.

그런데 어느 날, 날씨가 어떤가 잠깐 창밖으로 손을 내밀었는데 홍관조 두 마리가 알버트의 손 위로 나뭇가지를 떨어뜨리는 게 아니겠어요? 급기야 새집을 짓고, 알까지 낳습니다. 내성적인 알버트가 얼마나 당황했을까요.

"홍관조 부인, 둥지 틀 장소를 잘못 골랐어요."

손에 새 둥지와 알이 있으니 알버트는 움직이지도 못합니다. 잠도 못 자지요. 그러면서도 암컷 홍관조가 잠시 자리를 비우면, 뜨거운 입김을 불어 알을 따뜻하게 해주기도 해요. 어느덧 알에서 새끼들이 깨어나고, 모두 날아갈 때까지 알버트는 목이 뻐근하고 팔이 아파도 오래도록 나무 노릇을 합니다.

드디어 새들이 모두 날아간 어느 날, 알버트는 집 밖으로 나섭니다. 어쩔 수 없이 나무 노릇을 하느라 창밖을 계속 보아야 했던 나날들을 보내면서, 알버트는 이제 알게 되었거든요. 싸우는 소리, 사이렌 소리… 시끄러운 소리들이 모두 세상을 이루는 부분이라는 것을요. 싸우며 듣기 싫은 소리를 내던 이들이 금새 화해를 한다는 것을, 앵앵 사이렌 소리는 누군가를 구해주러 가는 소리라는 것을요.

사람들은 저를 활발하고 명랑한 사람인 줄 알지만, 저는 혼자 있는 게 훨씬 더 편한 사람입니다. 혼자 놀고, 혼자 책 보고, 바깥 따위 나가지 않고 집에만 있어도 하나도 심심하지 않습니다. 하지만 아이를 키우면서 어쩔 수 없이 바깥으로 나오게 되었습니다. 아이가 원하니까요. 놀이터도 가야 하고, 낯선 이웃 엄마와 말문을 트고 그 집에도 오가야 합니다. 아이에게 사탕 한 알을 주신 낯선 할머니와도 이야기를 나눠야 하고요.

아이를 키우느라 잠도 잘 자지 못하고, 밥도 간신히 배만 채우고, 그러다가 폭식하고. 심지어 화장실도 때맞춰 못 가니 몸 힘든 거야 두말할 나위도 없지만, 정말 힘든 건 사람들과 섞여야 하는 것이었어요. 사람 마음이 참 왔다 갔다 하더라고요. 다른 사람과 섞이는 건 불편한데, 다른 사람이 너무나 그리운 상황. 상상이 되시나요? 아기 말고 성인과 이야기하고 싶은 욕구가 치솟는 순간들.

그런데 정말 내 취향이 아닌 사람이지만, 그 집 아이와 우리 집 아이가 친하다는 이유만으로 하루 종일 같이 있으면서 알게 되었습니다. 세상엔 내 취향이 아닌데도 이렇게 좋은 사람이 있구나. 사람들 때문에 '기 빨리는' 일도 일어나지만, 나의 기를 채워주는 일들도 일어나더군요.

처음엔 변하는 게 싫고 힘들었는데, 요즘은 잘 변했다 싶습니다. 많이 둥글어졌고, 많이 배려할 줄 알게 되었거든요. 아이 덕분에요. 제가, 엄마가 된 덕분에요.

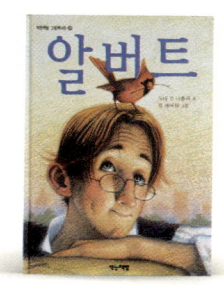

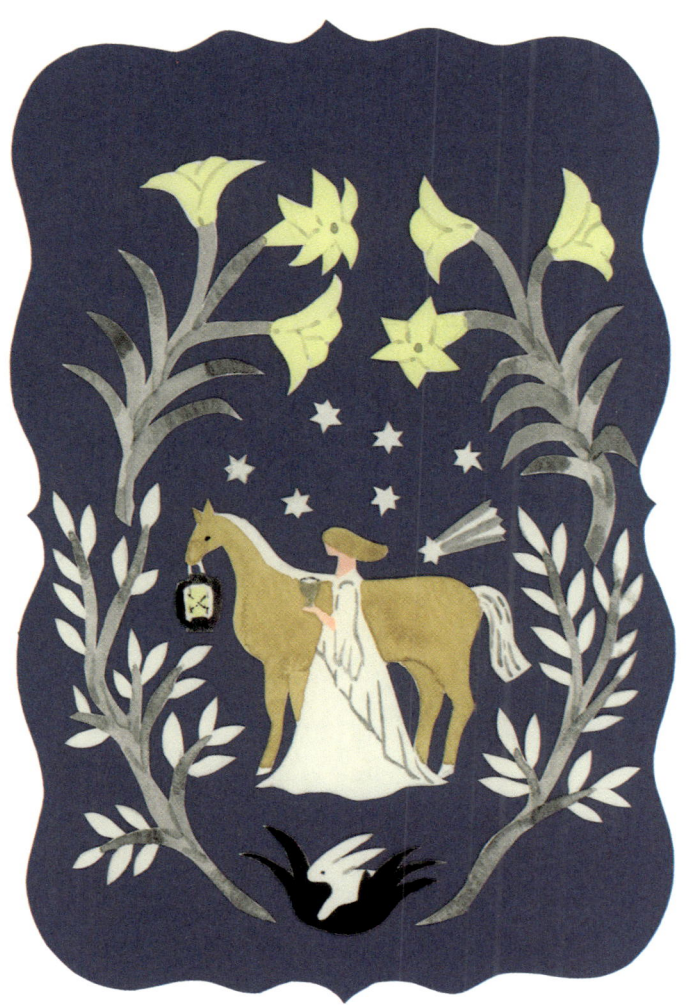

엄마는 말이야.
그 때까지만 해도 울보에다,
누군가를 잘 믿지 않으려고 했고,
언제나 다른 사람 탓만 하는 겁쟁이였어.

그런데 네가 작고 작은 생명으로
엄마 배 안에 자리잡았을 때부터,
엄마는 아주 강해졌어.

너를 꼭 지켜야 했으니까.
너를 위해서라도, 씩씩하게 살아가야 한다고 생각했어.

_『너를 이만큼 사랑해』
(무라카미 준코 글, 코리야 아키코 그림/예림당)

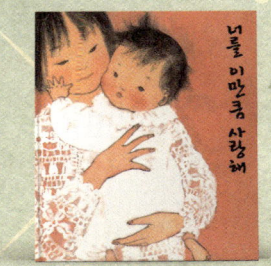

꿈을 잃은 게 아니야, 다른 꿈을 꾸는 것일 뿐

아이들은 가끔 인생의 본질을 너무나 쉽고 적나라하게 알아차린다는 생각을 종종 합니다.

시어머니와 통화를 할 때는 "오호호호, 어머니~ 그러셨어요오~"라고 하고, 친정 어머니와는 "엄마, 나 지금 너무 바빠서요, 나중에 통화해요" 쉽게 말하는 저를 보며 어느 날 다섯 살 아들이 그러더라고요. "엄마는 목포 할머니를 훨씬 더 좋아하나 봐." 그러자 초등 2학년 딸이 피식 웃으면서 말하더군요. "엄마, 남자는 이렇게 뭘 몰라."

인생의 본질을 대뜸 드러내버리는 아이들의 날카로운 질

문은 그 외에도 이런 것들이 있습니다.

"엄마는 왜 다이어트 한다고 하면서 계속 먹어?"

"엄마, 속상한 일 있어요? 자꾸 나한테 화를 내네."

그리고 이런 질문도요. "엄마는 커서 뭐가 되고 싶어?"

아마 이 질문에 흡, 숨이 막혔던 엄마들이 꽤 있을걸요. "넌 커서 뭐가 되고 싶어?" 늘 들어오던 얘기를 아이들은 똑같이 되묻거든요. "엄마는 커서 뭐가 될 거야?" "커서 네 엄마가 되었잖니?" 말은 이렇게 하지만, 가슴 한쪽이 서늘합니다. 그리고 혼자 있는 순간에 스스로에게 물어보지요. 나는 뭐가 되고 싶지?

『엄마-다르지만 똑같은, 31명의 여자 이야기』(엘렌 델포르주 글, 캉탱 그레방 그림/밝은미래)는 각 페이지마다 그림 2개와 짧은 이야기가 실려 있습니다. 줄거리는 이어지지 않고요. 나라, 나이, 문화권이 모두 다른 31명의 여자들 이야기가 펼쳐집니다. 공통점은 모두 엄마라는 것. 그중 제가 가장 천천히 읽었던 이야기 속 엄마는 지금 아이를 업고 히치하이킹을 하려는 참입니다.

"난 의사가 되고 싶었는데…"라고 말하던 엄마는 공부를 포기하고 아이를 길렀습니다. 그 아이가 자라서 자신의 아이를 낳았지요. 그리고 이렇게 말합니다.

> 나는 "더 넓은 세상을 알고 싶었는데…"라고 말하지 않을 거야.
> 대신 "나는 너와 함께, 너를 위해서, 네 덕분에 더 넓은 세상을 알고 싶어."라고 말할 거야.
> 너는 나에게 브레이크가 아니라 엔진이야.
> 너는 나에게 짐이 아니라 행운의 부적이야.

또 다른 엄마는 군인 엄마예요.

> 왜 내가 네 곁에 없었는지 설명해 줄게.
> 네가 이해해 줬으면 좋겠구나.
> 엄마가 되는 것이란 모범을 보이는 것임을.
> 그리고 내가 너에게 보인 모범을 좋아했으면 좋겠어.

저도 아이들에게 모범을 보이고 싶습니다. 내가 누구인가 답을 두려워하지 않는 모범. 나이에, 상흔에, 훼방에 꺾일지언정 다시 시작하는 용기의 모범이요. 꿈을 잃었다고 슬퍼하지 않고, 새로운 꿈을 찾아 나설 수 있는 '될 대로 돼라', '뭐 어때 정신'의 모범이 되고 싶습니다. 괜찮아, 뭐 어때!

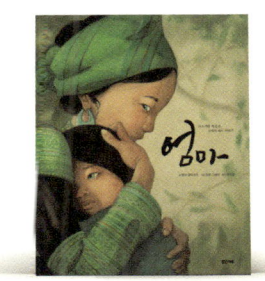

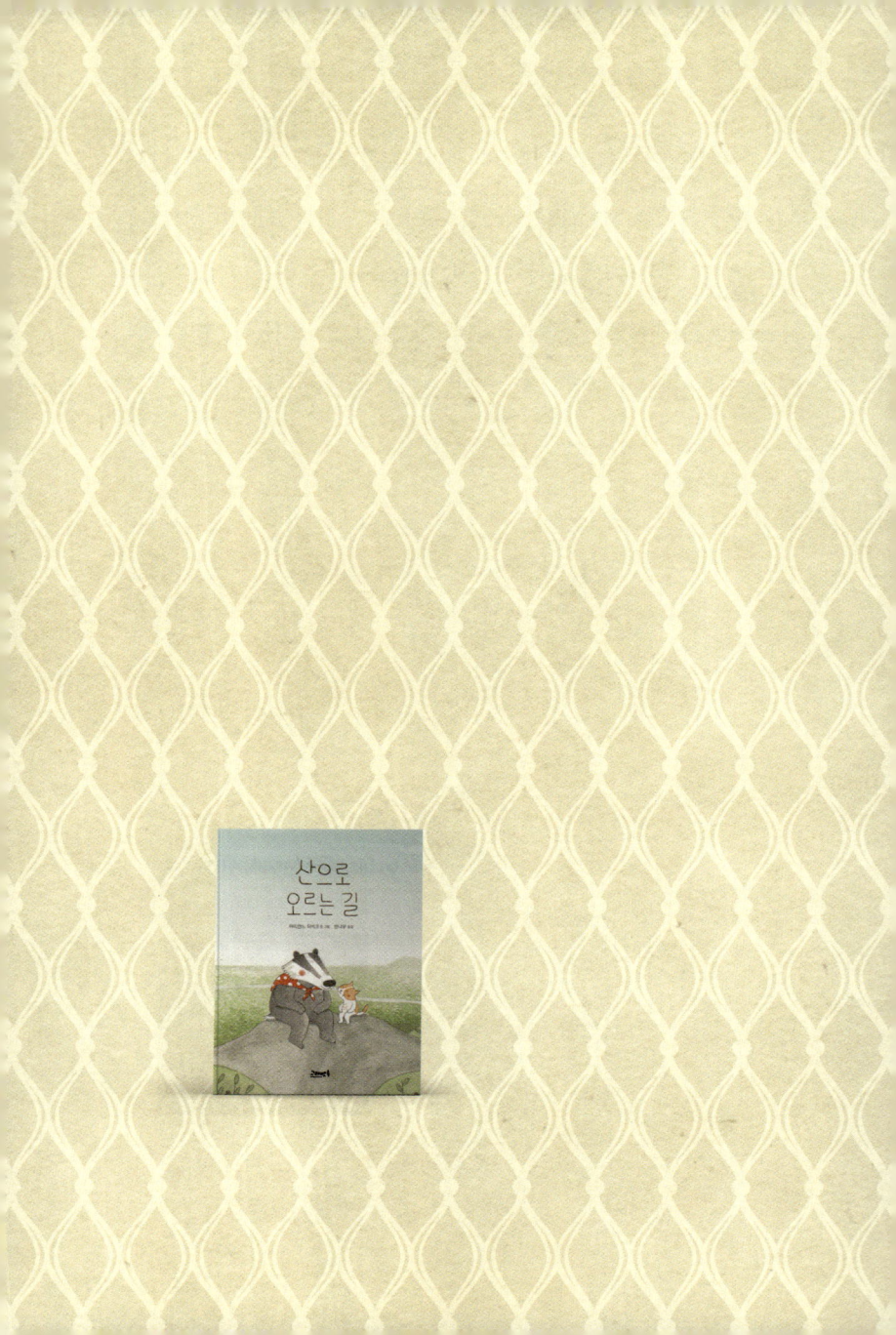

볼레로 할머니는 인생이 많은 선택들로 이루어진다는 걸 알아요.
선택의 순간에는 마음에 귀를 기울이면 된다는 사실도 알지요.

『산으로 오르는 길』

(마리안느 뒤비크 글, 그림/고래뱃속)

어린 나와 함께 하는 소꿉장난

대학 졸업반 겨울, 친구 누구는 취직을 했고, 누구는 대학원에 간다는 소식이 매일같이 들릴 즈음, 저는 첫 배낭여행을 떠났습니다. 어른이 되기 전, 책에서만 보던 것들을 제 눈으로 보고 싶었어요. 고딕 성당 아래 중세의 돌길을 걷고 싶었고, 에펠탑과 모나리자를 직접 보고 싶었지요.

그런데 정작 유럽에서 제가 가장 반한 것은 런던의 장난감 백화점에서 본 인형의 집이었습니다. 어릴 때, 아빠의 와이셔츠 통으로 인형의 집을 만들며 가구를 만들어 넣는 게 취미였던 저로서는(침대를 만들기엔 밀크 캐러멜 통이 최고!)

실제로 이렇게 정교하고 고급스런 인형 가구가 있다는 게 얼마나 즐거운 충격이었는지 모릅니다. 대영 박물관에서 본 그 어느 작품 앞에서보다도 더 오래 인형의 집 앞에 머물렀어요. 인형 가구들은 깜짝 놀랄 만큼 비싸더군요. 열심히 사진을 찍으면서 결심했습니다. 돈을 벌어서 꼭 이 인형의 집을 갖고야 말리라!

하지만 취직을 하고 결혼을 하고 아이를 낳고, 정신없이 살면서 인형의 집에 대해선 까맣게 잊고 살았지요. 그러던 어느 날, 보고야 말았습니다. 커다란 사과나무 집! 작지만 아늑해 보이는 의자와 벽난로, 이국적인 캐노피가 달린 침대. 벽에는 조롱조롱 바구니와 햄이 달려 있고, 그릇장에는 예쁜 푸른색 접시와 꽃그림 홍차잔이 쪼로록 놓여 있었습니다. 앗! 내가 봤던 인형의 집이랑 똑같잖아? 아아, 바로 그림책 『봄 이야기 - 찔레꽃 울타리』(질 바클렘 글, 그림/마루벌)였어요!

영국 작가 질 바클렘의 『봄 이야기』는 '찔레꽃 울타리'라는 들쥐 마을에서 일어나는 이야기로, 봄 여름 가을 겨울 시리즈 중 한 권입니다. 꼬마 생쥐 머위의 생일을 맞아 동네 어른 생쥐들이 서프라이즈 파티를 열어주는 내용인데요, 제게 줄거리는 중요하지 않습니다. 개암 열매 케이크와 앵초 푸딩이 얼마나 먹음직스러운지, 알록달록 퀼트 이불이 있는 침실로 들어오는 햇살이 얼마나 눈부신지, 아기자기 오밀조밀 섬세한 그림을 보는 즐거움만으로도 충분하니까요. 특히 분홍 사과꽃이 흐드러지게 핀 사과나무 집을 반으로 뚝 잘라 속을 들여다보게 해놓은 장면은 압권입니다. 이렇게나 구체적으로 모든 것을 다 보여주는데도 독자의 상상력을 이토록 자극시키다니!

『봄 이야기』덕분에 그림책이 아이만 보는 책이 아니라 어른도 보는 책이라는 걸 처음 깨달았습니다. 이후 어른인 저를 울리고 웃기고 깨닫게 하는 그림책을 잔뜩 만났지요. 오히려 살아온 삶이 길수록 똑같은 그림책에서도 더 많은 이야기를 읽어낼 수 있으니까 그림책은 오히려 성인을 위한 예술 장르라고 생각할 때도 있는데요, 이 모든 이야기의 시작은 『봄 이야기』였습니다.

『봄 이야기』는 글량이 꽤 많기 때문에 어린 꽃님이는 그다지 좋아하지 않았습니다. 하지만 이 책은 제 책인걸요. 봄 여름 가을 겨울 시리즈를 다 샀습니다. 오히려 아이가 책을 구길까 봐 책꽂이 높은 곳에 꽂아두었다가 아이가 잠들고 나면 '찔레꽃 울타리' 그림을 보며 마음속으로 소꿉놀이를 하곤 했습니다.

"이거 얼마예요? 좀 깎아주세요"만 수십 번 반복해야 하는 딸아이와의 소꿉놀이는 가끔 지루했지만, 그림책을 보며 나 혼자 하는 소꿉놀이는 재미나기만 했지요. 작은 들쥐 마을 그림을 보며 저는 잊었던 나의 20대, 아니 더 어릴 적의 나와 만났습니다. 엄마로서, 아내로서 살며 잊었던 나. 인간 전은주와 노는 시간이랄까요? 그 아이에게 속삭여줍니다. "넌 소중한 사람이야."

고급 그릇 회사 로열덜튼에서 '찔레꽃 울타리' 시리즈 그릇들이 나오는 걸 보면, 한숨이 나올 정도로 예쁜 그림에 반한 건 저뿐만이 아닌가 봅니다. 인형의 집은 끝내 사지 못했지만, '찔레꽃 울타리' 커피잔 세트는 샀답니다. 가끔 사는 게 힘들 땐, 아이와 남편은 잊은 채 홀로 티타임을 가집니다. 그땐 꼭 이 커피잔을 씁니다. 그러곤 어린 나와 차를 마십니다.

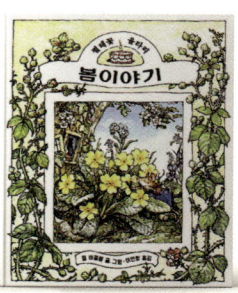

실패조차 빛나는 별이 된다면

『구룬파 유치원』(니시우치 미나미 글, 호리우치 세이치 그림/한림출판사)을 유치원 다니던 아이가 한창 좋아하던 때, 저는 '경단녀'가 된 지 5, 6년차였지요. 아이를 내 손으로 키우겠다며 신나서 직장을 그만두었음에도 불구하고, 전업주부의 일상에 만족하고 감사하고 있음에도 불구하고, 우리나라에서 직장이 없다는 건 어쩐지 사람을 즈눅 들게 만드는 부분이 있습니다. 그렇다고 다시 일할 생각도 자신도 없던 때에 『구룬파 유치원』을 아이와 읽다 보면 화도 나고, 웃기기도 하고, 좋기도 했답니다.

혼자인 게 외로워서 얼굴을 부비며 울던 코끼리 구룬파가 사회에 나가 취업을 합니다. 친구들이 등을 떠밀었어요. 너도 좀 씻고 나가면 괜찮을 거야. 하지만 구룬파가 나름대로 열심히 일을 해도 금방 해고를 당하고 맙니다.

"구룬파. 이렇게 크게 쿠키를 만들면 누가 사겠어?"

"구룬파. 이렇게 그릇을 크게 만들면, 음식을 담을 수 없어."

"구룬파. 피아노가 이렇게 커서 어떻게 연주를 하겠어?"

잘리고 잘리고 또 잘리고. 어쩌면 우리네 20대들 중에도 구룬파가 많이 있지 않을까요? 그리고 나 역시, 직장에 다시 나간다면 구룬파 같지 않을까요? 아이들은 점점 더 깔깔깔 웃으며 읽는데, 저는 점점 더 애절한 마음으로 그림책장을 넘깁니다. 그러고는 마침내 웃으며 책장을 덮지요.

『구룬파 유치원』은 어린아이들뿐만 아니라, 이직과 실직을 밥 먹듯이 하는 청년들, 현재의 선택을 불안해하는 모든 이들에게 읽어주고 싶습니다. 퇴짜 맞은 큰 그릇은 수영장이 되고, 커다란 쿠키는 아이들에게 간식으로 나눠주고, 구룬파가 코끼리에게 딱 맞는 크기의 피아노로 노래를 연주하는 유치원 선생님이 되는 것을 보여주며, 지금까지 우리의 모든 실패들이 모여 빛나는 별이 된다는 것을 말해주고 싶습니다. 그러니 괜찮다고, 그 사이 조금 헤매도 괜찮다고요.

    일본어로 앞구르기를 '구룬'이라고 한다는군요. '파'는 "짠!"과 비슷한 말이라고 합니다. '구룬파' 이름을 들으면 벌러덩 굴러버렸지만 짠! 하고 일어나는 모습이 떠오릅니다. 우리 모두 다 함께 구룬~파!

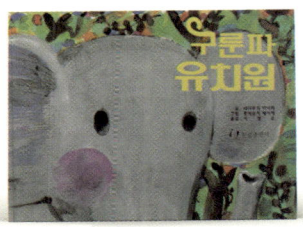

거짓말 태교

　모 기관에서 진행한 태교 강연을 마치고 돌아오는 길이었습니다. 주차장까지 배웅을 나온 행사 담당자가 머뭇거리며 질문을 했습니다.
　"선생님. 태교를, 거짓말로 해도 되나요?"
　"거짓말이라니요?"
　"사실은 아무도 아이를 기다리지 않는데, 다들 너를 기다리고 있다고요. 아, 제 얘기 아니에요."
　"엄마는 아이를 기다리나요?"
　"아마도요."

그날 강연 중에 뱃속의 아기에게 격려를 해주자고 얘기했습니다. 아기도 잘 태어날 수 있을지, 엄마 아빠 마음에 들지, 잘 자랄 수 있을지 걱정이 될 거라고 말이죠. 아기에게 배에 손을 얹고 잘할 수 있을 거라고, 모두 기다리고 있다고 말해주자고 한 터였죠. 그 말을 듣고 아다 아기도 영차영차 힘을 낼 거라고요.

"거짓말로 기다리고 있다고 말할 필요가 뭐 있겠어요? 실제로 기다리고 있는 존재들에 대해서만 이야기해도 열 달이 모자라겠네. 음, 저기, 가로수 있죠? 아이들이 가로수 플라타너스 커다란 이파리 주워다 '가면 간들기' 하면 되게 좋아하거든요. 그냥 나뭇잎에 눈, 코, 입 구멍만 뚫어줘도 애들이 진짜 좋아해요. 그렇게 아이가 막 좋아하고 까르륵 대면 나무도 기분 좋을 텐데. 저 나무는 아기를 기다릴까요, 안 기다릴까요?"

"기다릴 거 같아요."

"그럼 나무가 널 기다리고 있다고 말해주죠. 제 생각엔 바다도 기다릴 거 같아요. 아기가 파도에 발 적시고 모래놀이하고 그러면 '아가야. 얼른 자라라. 날 넘어 새로운 세상으로 떠나보렴' 그런 말 해주고 싶어서 기다릴 거 같아요."

"그러네요. 바다도 기다릴 거 같아요."

"꼭 누군가 널 기다리고 있다고 태교를 할 필요는 없지만, 꼭 그 얘길 해주고 싶으면 거짓말하지 말고, 정말 기다리고 있는 존재들에 대해서 말해주면 될 거 같아요. 그리고 딴 얘기 다 필요 없죠. 엄마가 널 기다리고 있단다 말해주면 되죠.

근데요. 거짓말로 태교를 했다 쳐요. 다 날 기다린다고 했는데 태어나보니 거짓말인 거죠. 거짓말로라도 세상에서 제일 좋은 태교를 하고 싶었던 엄마에게 아기가 왜 거짓말했냐고 화낼 거 같아요?"

"… 화내면 어떡하죠?"

"제 생각에는요, 자기가 더 엄마 만나기를 기다렸다고 할 거 같아요. 자기 기다려줘서 고맙다고."

"생각해보니까, 바람도 기다릴 거 같아요. 꽃도 기다리고."

그림책 가방에서 주섬주섬 책 한 권을 꺼냈습니다.

"그분에게 이 그림책 좀 전해주세요."

『엄마가 너에 대해 책을 쓴다면』(스테파니 올렌백 글, 데니스 홈즈 그림/청어람아이)이었습니다.

엄마가 너에 대해 책을 쓴다면 네가 얼마나 놀라운 아이인지 세상 어디에든 쓸 거야.

바닷가 모래 위에 사각사각 쓸 거야. 너는 더 바랄 게 없는 아이라고. 마룻바닥에 굴러다니는 장난감으로 쓸 거야. 너는 즐거움으로 가득한 아이라고. 뒷마당에 쑥쑥 자라는 채소 뿌리로도 쓸 거야. 너는 심지가 올곧은 아이라고. 몽글몽글 비눗방울로 쓸 거야. 넌 귀염둥이라고.

책 맨 뒷장에 쓰고 싶었습니다.

"당신에 대해 책을 쓴다면, 방울방울 눈물로 쓸 거예요. 세상 무엇과도 바꿀 수 없는 엄마라고."

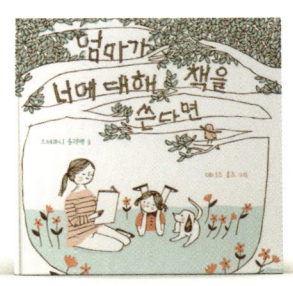

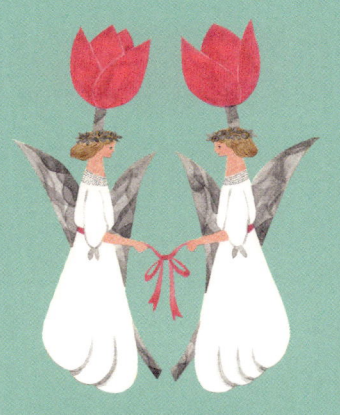

2부

너와 함께
나누고 싶은 이야기

태담을 나누는 시간

태담이 쑥스러운 엄마를 위해

생각해보면, 저는 프러포즈도 못 받았어요.

"자네, 내 딸하고 결혼할 건가?"

"네."

"언제 할 건가?"

"빠를수록 좋습니다."

저희 친정 엄마께서 프러포즈를 하신 셈이죠. 말이 없는 편도 아닌데, 왜 남편은 늘 결정적인 한 마디를 안 해주나 몰라요.

첫 아이를 가졌다는 것을 알았을 때도 별 말이 없었어요.

"의사 선생님이 임신해도 괜찮대?" 마침 제가 몸이 한참 좋지 않을 때 임신을 한 거라서, 저 말이 제일 적절한 대답이긴 합니다. 하지만! 하지만! 그게, 그게 아니잖아요!

그러니 태담이라고 따로 했겠습니까? 배에다 손을 얹고 한 마디 해보라고 했더니 "똥배 같은데?" 이래서 등짝을 맞았고요. 제법 배가 불렀을 때는 "아빠다, 잘 지내라." 끝.

뭐, 저도 어쩐지 쑥스러워서 따로 태담을 한 기억 없이 무덤덤한 임신 기간을 보내고 큰아이를 낳았습니다. 태담의 힘을 느낀 것은 둘째를 임신했을 때였습니다. 그때도 특별히 태담을 한다는 생각이 없었는데, 첫째에게 그림책을 읽어주다 보니 아름답고 좋은 이야기들을 자주 읽게 되더라고요.

어머니는 갓 태어난 아기를 가슴에 꼭 안고 포근하게, 부드럽게 다독거리고 있습니다. 자장 자장 자장 자장. 그리고 어머니는 아기에게 가만히 노래를 불러줍니다. 너를 사랑해 언제까지나. 너를 사랑해 어떤 일이 닥쳐도. 내가 살아 있는 한 너는 늘 나의 귀여운 아기.

_『언제까지나 너를 사랑해』(로버트 먼치 글, 안토니 루이스 그림/북뱅크)

그러다 깨달았습니다. 첫째 꽃님이 말고도 누군가 듣고 있다는 것을요. 엄마가 감동에 겨워 울 때는 가만히 발로 엄마 배를 토닥여주는 조그만 생명이 있다는 것을요.

"아기야, 잘 자라렴."

눈에 보이지 않는 아기에게 말하는 건 쑥스럽지만, 그림책을 읽어주는 건 괜찮습니다. 사랑해, 사랑해, 사랑해, 세상에서 네가 제일 예뻐~. 경상도 아지매에겐 너무나 간지러운 말도 자연스럽게 할 수 있습니다. "사랑해" 한 마디만 하고 나면 말문이 딱 막히는 '닭살력 제로'에게도 내용이 무궁무진합니다.

심지어 첫째 아이와 함께 들으니까 일석이조지요. 열심히 읽었습니다. 참 신기한 게, 그림책을 읽어주면 읽어줄수록 뱃속 아기의 반응도 강해진다는 거예요. 나중에는 책만 딱 펴도 발 한 번 "쿵" 하더라고요. 제가 이 말을 했더니 거짓말이라고 남편이 그러기에 시범을 보여준 적도 있어요. 생각해

보면 이런 시범을 보여주네 마네, 엄마 아빠의 장난기 어린 대화들, 때마침 아기가 발을 쿵~ 굴러주면 터지는 웃음…. 이런 것들이 태담 그 자체가 아니었을까 싶습니다. 특히 정다운 말을 엄마보다 더 서툴게 하던 아빠에게 그림책 태담은 딱 맞춤이었습니다.

그 후 주변에 임신한 부부에게 '읽기만 해도 태담이 되는 그림책'을 몇 권 골라 선물을 자주 했는데요, 그중 한 권이 『언젠가 너도』(앨리슨 맥기 글, 피터 레이놀즈 그림/문학동네)입니다.

갓 태어난 딸을 보며 엄마가 조그맣게 속삭입니다. 얼마나 사랑스러운지, 손가락 끝에 뽀뽀할 수밖에 없는 작은 사랑스러움. 그러나 인생은 녹록치 않아서 슬픈 날, 좌절하는 날도 옵니다. "언젠가 너도…." 스스로 깊은 숲, 서늘한 그늘 속으로 들어가고 싶은 날도 옵니다. 언젠가 딸이 엄마를 떠나고, 자기만의 가정을 꾸리고, 그러는 동안 엄마를 잊고 살다가 딸의 머리조차 은빛으로 빛나는 날이 오면 그제야 기억해내겠지요. 엄마, 엄마…

완벽한 태교책입니다. 세상에 나오지도 않은 뱃속의 아기에게 사랑의 송가를 바치다가 그만, 내 엄마를 생각하게 하는 책. 그래서 3대가 함께 진정한 가족으로 만나게 하는 책이요.

> 이따금 난 지켜본단다.
> 네가 잠자는 모습을
> 꿈을 꾸는 모습을.
> 그리고 나도 꿈을 꾼단다.

아이로 인해 꿈이 끝나는 줄 알았던 엄마에게 새로운 꿈이 이어진다는 것을 다정하게 말해주는, 엄마도 듣는 태담책입니다.

아, 언젠가 우리 부부가 친한 후배 부부에게 태담 그림책을 몇 권 선물했는데요, 남편이 그러더라고요. "태담이, 무슨 말을 하는가가 아니라, 무슨 말을 안 하는가가 더 중요한 거 같아. 우리 애들이 월드컵 때마다 태어났거든. 월드컵 경기 할 때 우리나라가 억울한 판정 받을 때마다 내가 욕 안 하려고 얼마나 애썼는 줄 아냐? 좋은 얘기 해주려고 애쓰는 것도 좋은데, 나쁜 얘기 안 하게, 그것도 애써라."

제가 그날, 남편이 프러포즈 건너뛴 것까지 다 용서해주었습니다. 그랬다고 진작 말을 하지! 왜 달을 안 하냔 말입니다.

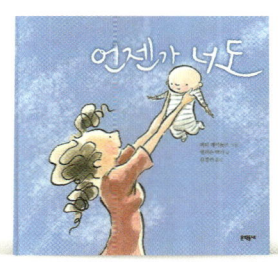

우리 함께 바다 갈까?

　코로나19 때문에 사회적 거리두기를 하면서 마음의 거리에 대해서 생각해봅니다. 서로 간에 안전한 물리적 거리만큼 사람들과 마음의 거리는 적절했을까? 가족이라 의지하는 것은 마땅하겠으나 지나치게 의존한 것은 아니었는지, 가깝다고 지나치게 그 사람의 영역을 침범하여 내 마음대로 해온 것은 아니었는지?

　마스크는 싫지만, 마스크를 하니 메이크업을 덜 하게 된 것은 좋더라고요. 마스크 덕분에 말수가 줄어드니 실수를 덜 하게 된 것도 사실이고요. 확진자의 동선을 확인하면서 우리가 남남 같아도 사실은 얼마나 어우러져 살고 있는가 깨닫습니다. 사람들이 서로 연결되어 있다는 것은 아이를 기르다 보면 참 자주 느끼는 것이기도 합니다.

어쨌거나 2020년은 지구 전체의 봄이 휙 사라져버린 것이 참 아쉽습니다. 겨울의 끝에서 사회적 거리두기를 시작했는데, 지금 창밖 브로콜리 같은 산을 보노라면 세상에 이렇게 많은 초록이 있었나 마음이 설레는, 어느새 여름입니다.

그래도 아직은 여행을 가기에 몸도 마음도 내키지 않을 때, 그림책이 있어서 참 다행입니다. 날이 좋아서 한숨이 나오는 시기를 건너갈 때, 보기만 해도 눈이 시원해지는 그림책, 풍경이 유난히 멋진 그림책들을 골라봅니다. 이런 그림책은 아기와 함께 읽으려면 몇 년 묵혀야 할 거예요. 영유아와 함께 보는 그림책은 선이 단순하고, 알록달록한 것들이 많습니다. 물론 사랑스러운 책들도 있어요. 하지만 아기에게는 충분히 유익하겠지만 함께 읽는 엄마가 함께 감탄하고 감동할 만한 책은 아니지요. 아기가 태어나고 나면 한동안 사물 그림책만 봐야 하니까, 아이를 낳기 전에 읽는 태교 그림책은, 엄마 아빠만을 위해 사치를 부려도 되지 않을까요?

요즘 전자책 보는 분도 많지만, 『파도는 나에게』(하수정 글, 그림/웅진주니어), 이 책은 꼭 종이책으로 봐야 한답니다. 밀려왔다, 밀려가는 파도가 종이책 속에 있습니다. 각 페이지들이 실제로 층층 물겹을 이루어 파도가 되거든요.

바닷가에 멍하니 앉아 밀려드는 파도를 보다 보면, 아무 일 안 했는데도 마음이 정돈되는 것처럼 이 책도 별 줄거리가 없지만 기운이 나는 책입니다. 하수정 작가는 '기분 좋아지는 날씨 같은 책'을 만들고 싶었다고 해요.

『파도는 나에게』를 읽으며 제가 떠올리는 말은 이거예요.

> You can't stop the waves,
>
> but you can learn how to surf.
>
> 당신은 파도를 멈출 수 없지만,
>
> 파도 타기를 배울 수는 있습니다.
>
> _존 카밧진

늘 바다에 가면 들던 마음이기도 합니다. 사랑하는 누군가에게 카드 대신 이 책에 편지를 써도 좋겠습니다.

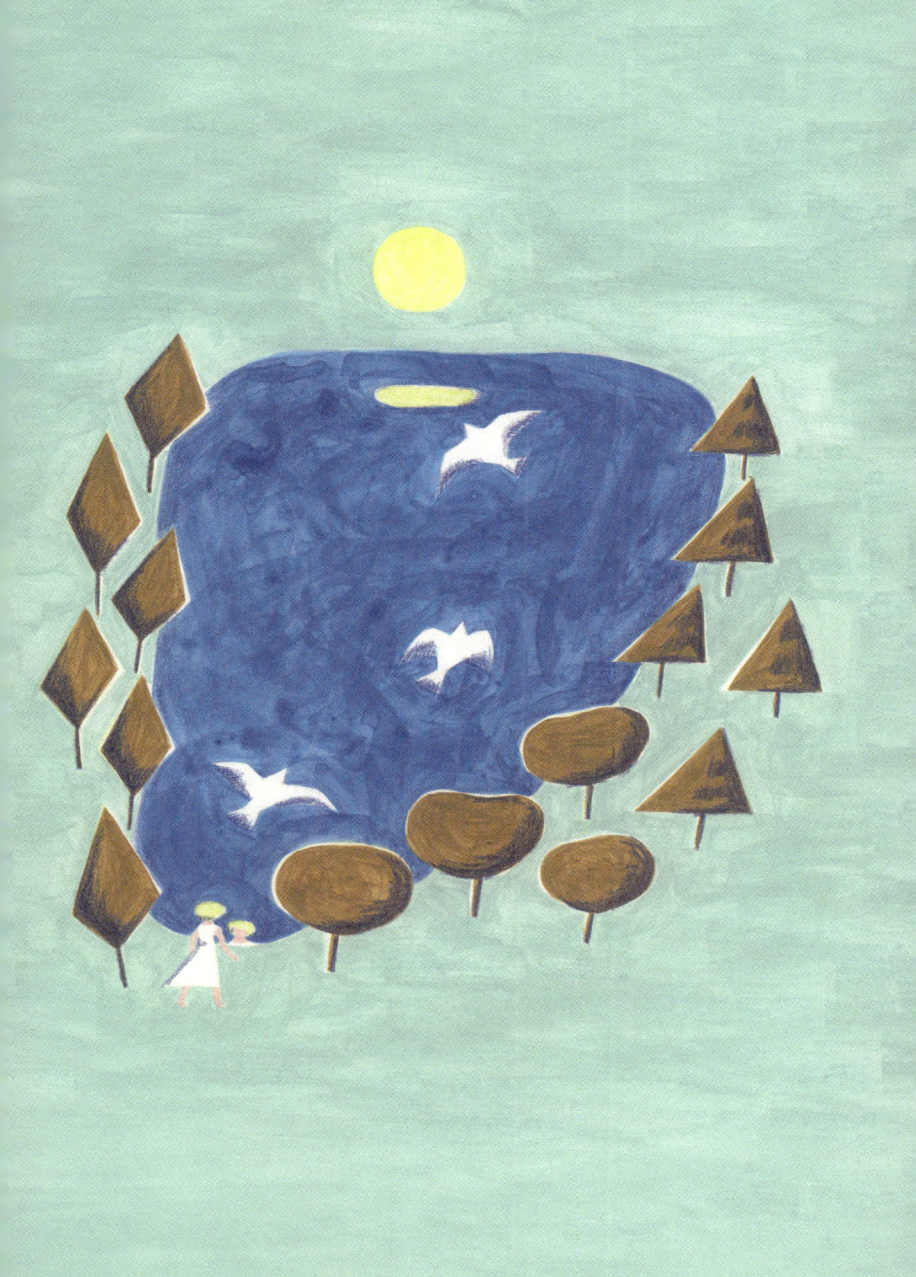

이 책은 이왕이면 아빠가 읽어주면 더 좋겠어요. 어른들에게 어필하는 그림책이라 그림책을 좀 더 멀게 느끼는 사람도 읽기 좋고요. 함께 좋은 풍경을 보면서 여행하는 기분도 낼 수 있을 테니까요.

이렇게 광대한 자연 앞에서 우리는 얼마나 작은 존재인지, 하지만 서로에게 얼마나 소중한 존재인지 이야기를 나누게 됩니다. 강력한 바이러스가 우리를 작고 초라하게 느끼게 할지언정, 그 바이러스마저도 한 부분으로 품고 있는 자연의 아름다운 풍경을 보면서 다시 힘을 내는 것이지요.

언젠가 뱃속에서 아기에게 어떤 소리가 들리는지 실험을 한 다큐멘터리를 본 적 있습니다. 임신 5, 6개월 정도 되면 태아는 대부분의 바깥 소리를 들을 수 있다지요. 자궁 안의 소리는 60데시벨 정도입니다. 버스 안이 80데시벨, 천둥소리가 120데시벨, 조용한 사무실이 40데시벨 정도라니까 자궁 안은 일반 사무실보다 조금 더 시끄러운 정도인 것이지요. 엄마의 피가 흐르는 소리가 쉬익쉬익 계속 들리는 상황이라는데요.(그래서 태어난 후에, 아기가 울 때 "쉬~ 쉬~" 소리를 들려주면 울음을 그치는 경우가 많습니다. 익숙한 소리니까요.)

남자의 목소리는 100~200헤르츠이고, 여자는 200~400헤르츠인데, 아기에게는 저음인 남자 목소리가 좀 더 잘 들린답니다.

풍경 좋은 그림책, 그래서 좀 더 어른 취향 저격인 그림책을 아빠에게 읽게 하는 것, 아마 아기도 뱃속에서 좋아할 거예요.

태교, 나를 키우는 시간

 태교를 하겠다고 클래식 CD를 세트로 사놓고는 비닐 뜯은 건 딱 한 장. 집중력을 키우기 위해 손바느질로 배냇저고리를 만들고 싶었지만 실이 꼬이면 제 심사도 꼬여서 짜증만 내고 끝. 십자수는 촌스러워 보였고, 양초를 만들려고 했더니 왁스 냄새에 입덧을 하더라고요.

 뭐든지 장비만 잔뜩 사놓고 그만두기 일쑤였던 어느 날, "아가에게 뭐든지 시작해놓고 금방 포기하는 나쁜 모습만 보여주고 있어. 난 왜 이 모양이지? 이런 주제에 무슨 엄마가 되겠다고" 엉엉 울어버렸습니다. 그런데 그 모습을 본 남편이 제게 그러더군요.

"자기를 위해서 좋다는 건 다 시도하고, 실패해도 또 시도하는 그 마음을 알아줄 거야."

그 다음에 선택한 것이 영어 공부였습니다. 처음부터 다시 시작해보겠다며 '맨투맨 기본 영어'도 샀고, 영어 성경 베껴 쓰기도 일주일 했고, 전화 영어도 며칠 했어요. 다 실패하고 마지막으로 시도한 것이 영어 그림책 읽기였고, 지금까지 18년째 읽고 있습니다.

태교로 시작했던 영어 그림책 읽기는 아이가 태어난 후에는 함께 노는 방법이 되었고, 자연스럽게 엄마표 영어로 발전해 아이의 영어 공부 교재로, 그리고 아이와 함께 나누는 소중한 대화 창고가 되었다가, 지금은 제 인생 공부 교과서가 되었습니다.

태교는 아이를 위한 시간만이 아니라, 나 자신을 위한 시간이라는 것을 새삼 깨닫습니다. 아니, 태교뿐만 아니라 육아도 그렇습니다. 아이를 키우는 시간이자 나를 키우는 시간입니다.

『This Plus That』(에이미 크루즈 로젠탈 글, 젠 코레이스 그림/하퍼콜린스)은 인생 공부 교과서라는 말이 제대로 어울리는 영어 그림책입니다. 부제도 'Life's Little Equations', 인생의 공식이에요.

1+1＝us

(일 더하기 일은 우리)

blue + yellow＝green

(파랑 더하기 노랑은 연두)

smile + wave＝hello

(미소 더하기 손 흔들기는 안녕)

blaming + eye rolling ≠ sincere apology

(비난 더하기 눈 굴리기는 진정한 사과가 아니야.)

"I'm sorry" + hug＝sincere apology

("미안해" 그리고 꼭 껴안아주는 게 진짜 사과지.)

practice + practice, 연습 더하기 연습은 뭘까요? learning, 배움입니다. 그렇다면, practice + practice +

practice는요? 바로 mastering! 통달해나가는 거죠. 어떤가요? 고개를 *끄덕끄덕*하게 되지 않나요?

제가 이 책에서 가장 좋아하는 구절은 이것입니다.

chores ÷ everyone = family
(집안일을 모두가 나눠 하는 것이 가족이랍니다.)

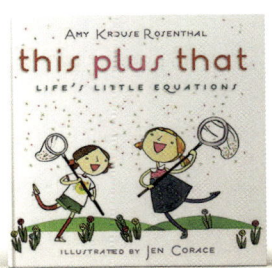

딸에게, 아들에게 해주고 싶은 말

앞에서 소개한 『This Plus That』의 글작가는 에이미 크루즈 로젠탈인데요, 난소암으로 죽음을 앞두었을 때 뉴욕타임스에 "내 남편과 결혼하실래요?"라는 칼럼을 썼습니다. 자기 남편이 얼마나 괜찮은 사람인지, 자기가 떠난 후 혼자 두고 싶지 않다는 유머러스한 내용의 칼럼을 통해 이 시대 결혼과 사랑의 소중함을 사람들에게 다시 한 번 일깨워주었습니다.

에이미 크루즈 로젠탈의 그림책은 따뜻한 이야기와 인생에 대한 현명한 통찰로 가득 차 있답니다. 이 작가의 책만 골라 읽어도 충분한 태교가 될 것이라 자신할 정도입니다. 딸에게 해주는 말 『Dear Girl』을 볼까요?

> Dear Girl,
>
> (사랑하는 딸아,)
>
> Look at yourself in the mirror.
>
> (거울 속의 너를 보렴.)
>
> Say thank you something that makes you YOU.
>
> (너를 너답게 만들어주는 것 모두에게 감사하렴.)
>
> Thank you, freckles! Thank you, birthmark! Thank you, red hair!
>
> (주근깨, 점, 빨간 머리… 모두 고마워.)

때로는 다른 사람과 나를 다르게 만드는 것이 남들은 겪지 않은 상처, 결핍일 때도 있습니다. 왜 나만 이런 걸까, 가라앉을 때도 있지요. 하지만 해리 포터도 남들과 구별되는 것이 이마에 있는 번개 모양 상처 덕분인걸요. 상처 덕분에 우리는 오늘도 조금, 강해졌을 겁니다.

Dear Girl,

(사랑하는 딸아,)

Listen to your brave side.

((할 수 있다 할 수 없다 두 가지 마음이 들 때는) 용감한 쪽 말을 들으렴.)

『Dear Girl』과 짝꿍책으로 『Dear Boy』도 있습니다. 에이미 크루즈 로젠탈 작가의 딸과 남편이 작가의 사후에 쓴 책인데요, 저는 이 말이 좋았습니다.

Dear Boy,

(사랑하는 아들아,)

Believe in yourself before others can believe in you.

(다른 사람이 널 믿기 전이라도 네 자신을 믿으렴.)

『Dear Girl』, 『Dear Boy』 두 책에 모두 나오는 충고도 있답니다.

Find people like you.

(너랑 비슷한 사람을 찾으렴.)

Find people unlike you.

(너랑 다른 사람을 찾으렴.)

나와 생각과 스타일이 같은 사람도, 나와 다른 사람도 모두 나에게 의미가 있습니다. 어쩌면 아이를 키우는 동안 우리에게 가장 필요한 것은 이런 열린 마음이 아닐까요? 세상에서 나와 가장 비슷하면서도 가장 다른 사람, 그게 자식이더라고요.

* 한국어판도 있습니다. 『사랑하는 딸에게』(에이미 크루즈 로젠탈, 패리스 로젠탈 글, 홀리 하탐 그림/우리동네책공장)

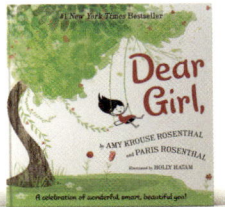 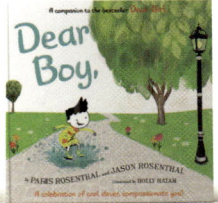

Said the mother horse to her child,
(엄마 말이 아기에게 말했어요.)

"I love you as much as a warm summer breeze."
("여름날의 따뜻한 바람만큼 널 사랑해.")

Said the mother goose to her child,
(엄마 거위가 말했어요..)
"I love you as much as the endless blue sky."
("끝없는 하늘만큼 널 사랑해.")

_『I love you as much...』
(로라 크라우스 멜메드 글, 헨리 쇠렌센 그림/하퍼페스티벌)

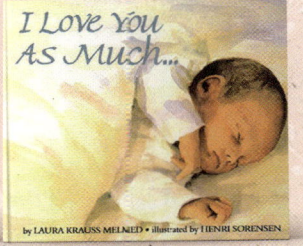

하늘을 날고 싶었던 나에게

어느 날, 꼭 갖고 싶은 그림책이 생겼습니다. 몇 달 간의 그림책 인문학 강연을 끝내면서 수강생들이 돌아가면서 좋아하는 그림책을 발표하는 시간을 가졌는데요, 제가 그중 한 권에 그만 반해버린 겁니다. 『하늘을 날고 싶은 아기 새에게』(피르코 바이니오 글, 그림/토토북). 작은 새에게 엄마 새가 해주는 말들이 어찌나 좋던지, 우리 아이들에게도 그리고 저 자신에게도 꼭 다시 읽어주고 싶었습니다. 제가 임신을 했을 때 이 책을 읽었더라면 얼마나 좋았을까요?

우리는 저마다 자기 방식대로 세상을 만난단다.

지난 일에 사로잡혀서 지금 어디로 가고 있는지 모를 때도 있어.

그림을 보면 아기 새는 알 껍데기를 쓰고 갈팡질팡하고 있습니다. 앞이 안 보이니 당연히 넘어지지 않겠어요? 다정한 목소리가 이어집니다.

넘어져도 괜찮아. 덕분에 알을 깨고 세상으로 나왔잖아.

이 책 내용 중에 가장 와닿았던 부분은요.

누군가가 막무가내로 돕겠다고 달려들 땐 단호하게 네 자신을 지켜야 돼. 네 삶의 주인은 바로 너니까.

누군가가 나를 괴롭히는 것도 아니고, 누군가가 나를 잡아먹으려는 것도 아니고, 누군가가 나를 돕겠다고 하는데,

바로 그럴 때 나 자신을 지켜야 한다는 겁니다. 무릎을 탁 쳤습니다. '선의'처럼 보이는 일이 나에게 도움이 될지 안 될지는 모르는 거라고, 날 돕겠다는 마음이 고마워서 거절을 못했다가 휘둘리기 시작하면 안 된다고, 심지어 나를 망칠 수도 있으니 네 생각을 지키라는 무섭도록 냉정한 말입니다. 아이를 키우면서도 그렇습니다. 무조건 아이를 도와준다고 아이가 잘되는 게 아니란 걸 우리는 알고 있습니다. 그러면서도 사람들은 꼭 이렇게 말합니다. "다 너 잘되라고…."

살다 보면 선의인 줄 알았는데, 결과적으로 공격이 되는 일이 참 많습니다. 나 또한 다른 사람에게 선의를 베푼다면서 그 사람을 망치기도 하고요. 아이를 낳고 키우다 보면 유난히 그런 공격적인 선의를 많이 받게 됩니다.("애는 엄마가 키워야지", "공부는 미리미리 시켜" 등) 저 자신도 그런 도움 안 되는 선의를 막무가내로 베풀고 싶어지고요. 그런 세상에서 보다 현명한 엄마가 되기 위해 태교할 때 이 책을 읽었더라면 싶었습니다.

그런데 책을 사려고 보니 더 이상 팔지 않더군요. 절판이라니까 더 갖고 싶어지는 마음! 그날부터 중고 서점들을 뒤졌습니다. 꽤나 손품 발품을 파는데도 몇 달이 지나도 구하지 못하자 마음이 초조해졌습니다. 도서관에 가서 한 줄 한 줄 베껴 쓰기도 했지요. 책을 구할 때까지 거의 1년이 걸렸나 봅니다. 그런데 제 손에 들어오자마자 다른 분께 선물로 드렸습니다. 제 태교 강연을 들으러 먼 곳에서 오신 만삭인 분이 갖고 싶어 하셨거든요. 또 구해보려 했지만, 한동안 이 책을 만나지 못했습니다. 아, 나와 인연이 아닌 책인가 보다. 급기야 괜히 선물했나 후회까지 할 무렵, 다른 도시까지 가서 상태 좋은 중고를 구했습니다.

   그때쯤 이 책의 복간 소식을 들었습니다. 이제 누구든지 새 책을 살 수 있게 된 겁니다. 그런데 왜 저는 피시식 김이 빠지는 느낌이었을까요? 책이 예전만큼 애틋하지 않았습니다. 내가 이 책을 왜 가지고 싶어했던가 생각했습니다. 혹시 남들은 구할 수 없는 책이라서? 나답게 실면 된다는 책을 갖기 위해 남들처럼 나도 가져야 한다는 마음을 폭풍처럼 겪으면서, 그런 나 자신을 바라보면서, 저는 이 책에서 얻을 수 있는 것 이상으로 그 과정에서 배운 것이 많았습니다. 부끄

럽고, 감사했습니다.

그런 저에게 책의 마지막 문장이 위로가 됩니다.

꼭 별에 가닿을 필요는 없단다. 그러나 매일 밤 별을 바라보며 꿈꿀 때마다 넌 점점 하늘과 가까워질 거야.

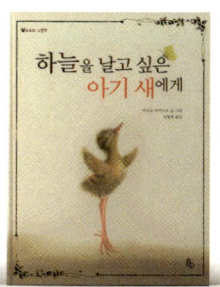

우리 집으로 찾아온 미술관

첫째 아이를 임신하고 시댁에 갔을 때입니다. 시어머니께서 구태여 제 김치를 따로 주시더라고요. 큰 배춧잎으로 감싼 김치를 그릇에 양념이 묻지 않게 조심스레 담아서 "딴 사람 젓가락 대는 김치 말고, 너는 예쁜 김치 먹어라" 하시며 제 앞으로 밀어주셨어요.

임신 기간 동안 좋은 소리만 듣고 아름다운 것만 보라기에 나름 열심히 클래식을 들었지만, 늘 듣다가 딴생각에 빠지고, 임신 전엔 그토록 즐기던 미술 전시회도 힘들기만 했습니다. 유난히 종아리가 부어서 걷기도 힘들고, 왜 그렇게 방 하나 지날 때마다 화장실에 가고 싶던지요. 그나마 이쁜 것이라고 찾아본 게, 생각날 때마다 하늘을 올려다본 것과 가끔 꽃을 산 게 전부였습니다. 하지만 임신 기간 동안 아름다운 것을 적게 보았다는 아쉬움이 들지 않는 것은 그 김치 보시기 때문이었어요. 정갈한 김치 위에 얌전하게 놓여 있던 당근 꽃잎 때문에요.

세상에는 당근 꽃잎 같은 그림책이 정말 많습니다. 제가 그림책의 세계에 푹 빠지고 나서 알게 된 책들 중에서 아무 생각 없이 보기만 해도 저절로 태교가 될 법한 그림책을 알려드릴게요.

그림책은 발등이 퉁퉁 붓도록 걸어다니지 않아도 집에 미술 전시회 하나가 통째 들어오는 셈이고, 분량이 짧으니 읽다가 불편한 자세로 잠드는 일도 없지요. 게다가 그림이 아름다운 그림책은 마법이 더욱 더 강력한 것 같아요.

『나, 꽃으로 태어났어』(엠마 줄리아니 글, 그림/비룡소), 이 책은 단순한 흑백 그림에 얌전하게 접혀 있는 종이를 펴면 작은 꽃이 피어나는 팝업북입니다. 팝업북은 책장을 펼치면

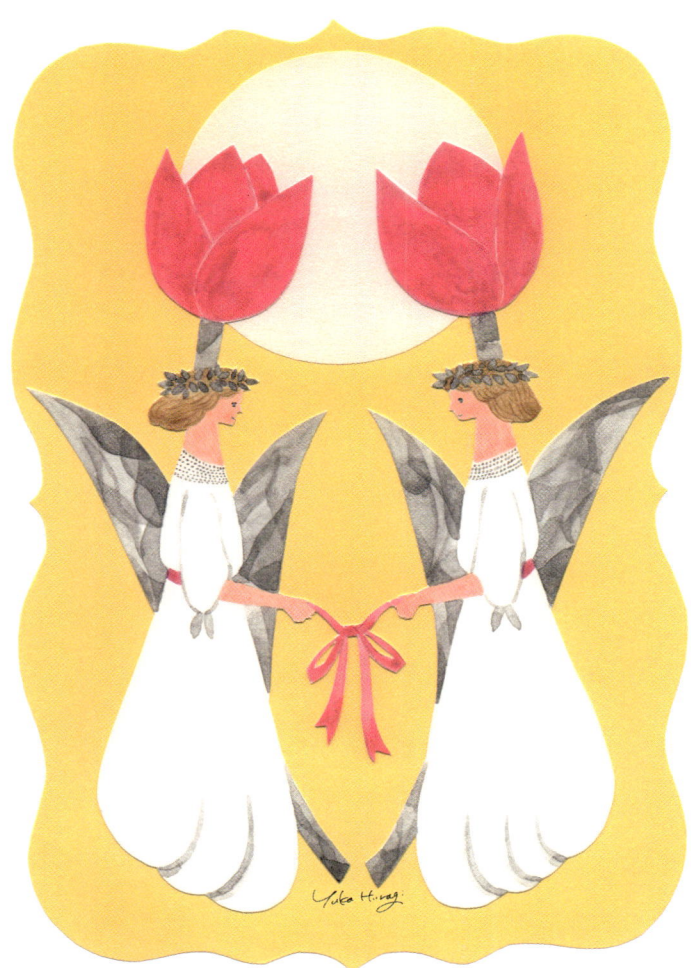

접혀져 있던 책 속의 무언가가 쫙 입체적으로 일어나는 책이지요. 정교하고 화려한 팝업북을 보면 입이 딱 벌어집니다. 2차원이 3차원으로 변하는 모습을 목격하는 순간이니까요. 하지만 『나, 꽃으로 태어났어』에는 화려한 팝업 기술도 없고, 커다랗고 화려한 꽃도 없습니다.

손 큰 사람은 불편하겠다 싶을 정도로 작은 종이를 펴면 살짝 드러나는 연분홍, 보라, 노랑 꽃잎들. 작아서 더 오래 들여다보게 되는 그 꽃들이 말합니다.

> 나, 꽃으로 태어났어요.
> 따스한 햇살을 받고 따듯한 기운을 나누며 살아가요.
> 아이들의 머리를 예쁘게 꾸며 주고
> 어른들의 마음을 흥겹게 해 주지요.
> 난 가녀리고 연약하지만 세상을 아름답게 이겨 냅니다.

유명한 그림책 상인 볼로냐 라가치 상을 받았답니다.

김윤정, 최덕규 부부 작가의 『빛을 비추면』(윤에디션)은 작은 빛 이야기입니다. 그냥 보면 평범한 책인데요, 책을 세워놓고 페이지 뒤에서 빛을 비추면,(플래시가 없으면 휴대폰 플래시 기능!) 숨어 있던 그림이 종이 위로 번져나가며 새로운 이야기를 만든답니다.

    빛을 비춰 봐.
    빛은 어둠을 밝히고 그리운 사람에게 안내하지.
    따뜻함을 나누어 주고, 떠나는 이를 지켜봐 줘.
    빛은 주위를 환하게 하고, 생명을 만들어 내지.

겉표지를 둘러싼 띠지도 소중한 책입니다. 띠지엔 이렇게 쓰여 있어요.

    삶에 빛을 비춰주는 누군가가 있나요? 혹은 누군가의 삶에 빛이 되고 있나요? 우리 모두는 마음속에 작은 빛을 품고 있습니다.

지금까지는 이런 질문에 선뜻 대답하기 망설이신 분도 많을 거예요. 내게 빛이 되는 사람이 있나 생각해보면, 그만 쓸쓸해지고 내가 과연 누군가의 빛인지는 더욱 자신 없습니다. 하지만 배 위에 가만히 손을 얹으면 어느새 용기가 솟아납니다. 내가 너의 빛이 되어줄게!

제가 십몇 년 먼저 아이를 키워본 선배로서 말씀 드리자면요, 아마 그 아이가 나의 빛이 되어주는 순간이 더, 더 많을 겁니다. 내 안의 빛에 가만히 손을 얹고 잠시 숨을 골라보세요.

이 두 책의 공통점은요, 내가 움직여야 된다는 겁니다. 그저 책장을 넘기는 것만으로는 안 돼요. 꼬물꼬물 헹여나 구겨질 새라 조심스레 종이를 펴야 하고, 세심하게 각도를 맞추며 불을 밝혀야 합니다. 너무 밝아도 안 되지요. 어두워질 때를 기다려야 하고, 어두운 곳으로 애써 찾아가야 합니다. 두 책에 공통적으로 나오는 말은 '따뜻함'입니다. 따뜻함은 내가 먼저 움직여야 찾아오는, 작고 여린 것이지요.

아이를 낳으면 한동안 육아에 지쳐 그림책 자체를 볼 여유가 없으실 거예요. 그럴 때 태교하면서 읽었던, 아름답고도 마음 찡한, 내 삶에 질문을 던지는 그림책들이 분명 위로가, 힘이 되어드릴 겁니다.

*『빛을 비추면』은 일반 서점에서는 구할 수 없고요, 윤에디션을 검색하셔야 한답니다.

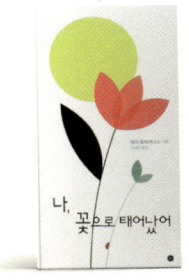
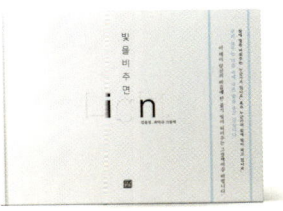

"시제이, 저길 보렴.
아름다운 것은 어디에나 있단다.
늘 무심코 지나치다 보니 알아보지 못할 뿐이야."

_『행복을 나르는 버스』
(맷 데 라 페냐 글, 크리스티안 로빈슨 그림/비룡소)

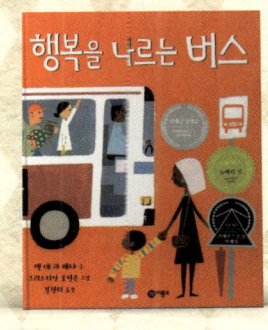

엄마가 잔 거 아니야, 아기가 잔 거야

제가 둘째를 임신했을 때는 남편이 유난히 바쁜 해였어요. 엄마 껌딱지인 첫째를 혼자 키우느라 태교라고 할 수 있을 만한 게 없었지요. 첫째에게 그림책 읽어주고, 애 밥 주는 김에 입맛 없는 임산부인 저도 먹고, 아이 따라 놀이터로 마실 나간 것이 전부였습니다. 하지만 그 순간들이 참 충만했던 기억이 생생합니다.

다만 아쉬운 건 음악이었습니다. 태교, 하면 음악 감상인데, 음악만 틀면 첫째가 시끄럽다고 끄라고 난리이니 어쩌겠습니까. 제 블로그에 이런 고민을 털어놓았더니, 이웃들이 아이디어를 내주었습니다.

"동요를 큰아이와 함께 들어요."

"아이에게 노래를 불러달라고 하세요."

"엄마가 직접 부르는 것도 좋겠네요."

"남편에게 태담 삼아 불러달라고 하세요."

그중 제가 제일 끌렸던 충고는 과감하게 음악회에 가보라는 것이었어요. 많은 아이들이 분위기가 바뀌면 반응이 달라지더란 겁니다.

어느 날, 내한공연을 온 외국 큰 교향악단의 공연표를 샀습니다. 아니나 다를까, 딸아이는 예쁜 원피스를 차려입고 샹들리에가 반짝이는 음악당에 나들이를 왔다는 자체만으로도 너무나 즐거워하더군요. 실제로 보는 악기에도 관심을 갖고요.

그러나 생각을 못했던 것은 바로 제가 잠덧을 한다는 거였어요. 아이가 눈을 빛내며 음악을 듣는 내내, 저는 쿨쿨 잠들었습니다. 남편은 제가 코를 골까 봐 걱정했다며 놀리는데, 딸아이가 그러더군요.

"엄마가 잔 거 아니야. 아기가 잔 거야. 사람들도 다 알아. 왜냐면 엄마 배가 터질 것 같으니까!"

아이의 이야기를 들으며 우리 부부 모두 깨달았습니다. 아, 가족은 감싸주는 거구나. 아, 이해해주는 거구나. 아, 사랑은 그 자체로 태교구나!

그래도 『호두까기 인형』(블라디미르 바긴 글, 그림/토토북) 같은 그림책을 알았더라면 더 좋았을 것 같아요. 차이콥스키의 발레 음악 '호두까기 인형'. "크리스마스 선물로 받은 호두까기 인형 이야기인데…? 무슨 쥐도 나오지 않아?" 요 정도 기억하고 있는 분들이라면, 발레 무대와 이야기를 섬세한 그림으로 그대로 재현한 이 그림책이 음악 수업 같을지도 모르겠습니다. "아, 이런 이야기였군!" 고개를 끄덕일 테구요. 다음부턴 발레를 볼 때 어느새 다 이해하고 있는 나 자신을 보고 놀라실걸요. 그림책에 아예 CD도 함께 있답니다. 빨리 크리스마스가 되어 '호두까기 인형' 발레 공연을 보러 가고 싶어집니다.

『너에게 난, 나에게 넌』(송봉주 글, 안병현 그림/한솔수북), 포크밴드 '자전거 탄 풍경'의 싱어송라이터 송봉주 작가의 시 같은 가사를 바탕으로 한 그림책도 추천합니다.

> 너에게 난 해질녘 노을처럼
> 한 편의 아름다운 추억이 되고

가사도 아름답지만, 가사와 별개로 진행되는 그림의 이야기에도 귀를 기울여주세요. 비행기가 흔들리더니 상자 하나가 떨어집니다. '서커스'라고 적혀 있는 상자에는 아기 사자와 기타가 들어 있습니다. 서커스 단원이던 아기 사자가 복잡한 도시에서 힘든 나날을 보내던 중 우연히 아이들을 만납니다. 사자라고 피하거나 무심한 어른들과 다르게 따뜻한 관심을 보여주는 아이들에게 사자가 노래를 불러주지요.

이 노래야말로 남편에게 불러달라고 하고 싶어요. 아기 사자와 아이들이 함께 세월을 보내며 세월에 빛바래지 않고 더 깊어지는 관계를 맺듯이 우리도 그러하자고, 새 식구와 함께 서로의 추억이 되어주자고 약속을 해보세요. 말로 하기는 쑥스러워도, 노래로 하기는 괜찮거든요.

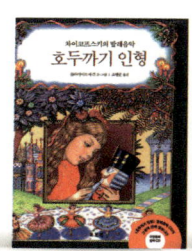 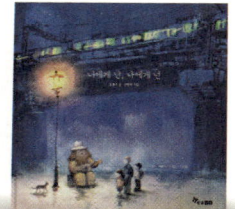

여행과 두려움의 상관관계

"왜 태교 여행을 가세요?"라고 물어보면 다들 대답이 비슷합니다.

"이제 아이를 낳고 나면, 둘만의 여행은 힘들 테니까요."

"동생 태어나기 전에 큰아이에게 집중하는 시간을 갖고 싶어요."

무슨 뜻인지 백번 이해하지만, 그래도 이렇게 말씀드리고 싶어요.

"새로 태어나는 아기를 너무 무서워하지 마세요오~!"

아기가 태어나도 여행은 갈 수 있고요, 첫째 입장에선 자기랑 놀아주기 귀찮아하는 엄마 아빠보다 꼬물꼬물 동생이 더 재미있을 수 있습니다. 미리 여행이라도 즐겨놓아야 할 만큼 무언가 끔찍하거나 엄청나게 힘든 일이 닥치는 게 아니랍니다.

그럼, 태교 여행은 왜 가는 걸까요? 기분 좋게 맛있는 것 먹고 좋은 풍경을 보면 태아에게도 좋을 것 같아서일까요? 아시잖아요. 그만큼 몸도 힘들다는 걸요. 그런데도 우리가 태교 여행을 가는 이유는, 그렇습니다, 돌아오기 위해서입니다. 다시 이곳에서 잘 살기 위해 한 발 떨어져 나를 바라보려고 하는 거죠. 낯선 곳에서 나는 무엇에 기쁨을 느끼는가, 무엇에 초조해하고 걱정하는가 살펴보고 앞으로는 그런 나를 잘 토닥토닥 하기 위해서지요.

함께 가는 배우자에 대해서도 조금 더 잘 알게 되면 좋겠습니다. 이제 우리는 부모로서 한 팀, 끈끈한 육아 동지가 되어야 하니까요.

그러니까, 한 마디로 태교 여행을 가는 이유는 그냥 여행을 가는 이유와 똑같습니다. 행복을 인생의 더 적절한 때로

미루지 않도록 연습하는 것이고요, 때로는 모든 것을 운에 맡겨야 한다는 걸 알기 위해서이기도 합니다.

카뮈는 여행에 가치를 더해주는 것이 두려움이라고 했습니다. 일단 두려움에 빠진 나를 달래고, 두려워하더라도 괜찮더라, 그 와중에도 즐거움은 있더라, 짧고 집중적으로 경험하면서 용기를 얻기 위해 가는 것이 여행이지요. 괜찮은 부모가 되기 위해, 보다 마음에 드는 나 자신이 되기 위해서요.

만약 점점 불러오는 배가 무거워서 태교 여행이든 뭣이든 꼼짝도 못하겠다는 분이 계신가요? 괜찮습니다. 집에서 그림책을 읽자고요. 여행은 서서 읽는 독서이고, 독서는 앉아서 떠나는 여행이라고 하잖아요? 모든 독서는 여행입니다.

『머나먼 여행』(에런 베커 지음/웅진주니어)의 주인공 소녀는 여행은커녕 일상 속에서 재미있는 일은 하나도 없는 형편입니다. 가족들은 모두 바쁘고 소녀는 혼자 지루하고 심심하기만 합니다. 그러던 어느 날, 무채색의 일상 속에서 소녀는 문득 빨간 펜으로 문을 그리는데요. 어? 요술 펜인가 봐요.

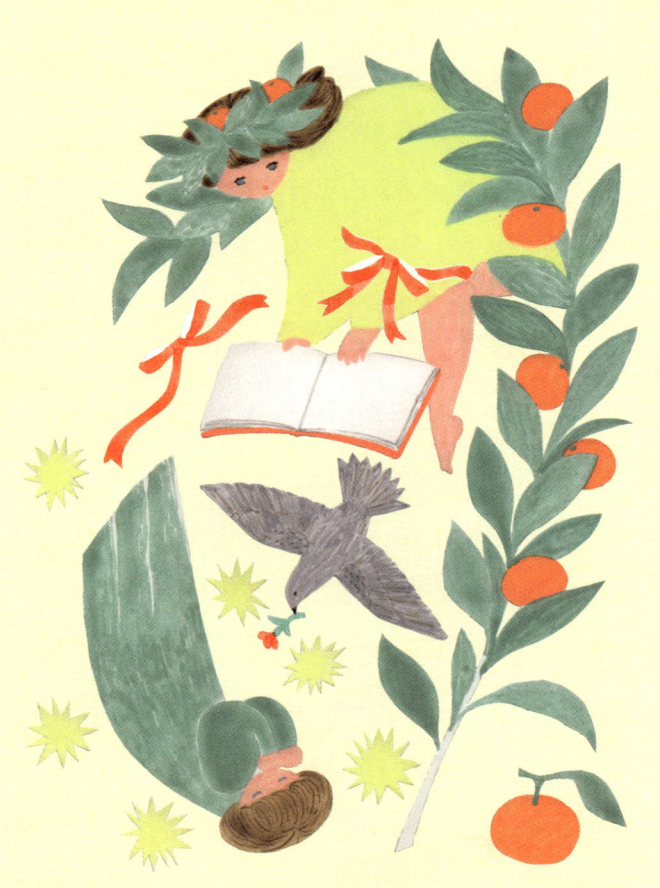

정말 문이 생기네요. 문을 열자 그 안은 생생한 컬러의 세계! 소녀는 보라색 새를 따라 모험을 시작합니다.

책의 끝부분에서 소녀는 보라색 펜을 들고 있는 소년과 만나는데요, 보라색 새는 이 소년의 상상의 새였을까요? 표지를 넘기면 나오는 면지에 이미 소년이 소녀의 동네 풍경에 있다는 게 숨은 재미입니다.

작가는 이 소녀의 얼굴을 일부러 무표정하게 그렸다고 합니다. 소녀가 어떤 감정일지 이야기를 만들어내는 것은 작가가 아니라 독자니까요.

"똑같은 일도 어떤 아이는 두려워하고, 어떤 아이는 신나게 즐기잖아요. 독자 마음대로 느끼면 됩니다. 주인공의 얼굴에 하나의 감정을 표현했다면, 독자들은 하나의 이야기만 읽게 되겠죠."

표정만 없는 게 아니라 글자도 없이 그림만 있는 그림책입니다.

하나만 기억해주세요. 어떤 정보나 지식보다도 여행에 필요한 것은 미련을 버릴 줄 아는 것입니다. 더 나은 곳으로 갈

걸. 그때 갈걸. 아까 그걸 선택할걸 그랬어…. 내가 선택하지 않은 것에 미련을 가질수록 지금 이 순간이 초라해집니다. 바꿀 수 없는 것은 미련 없이 잊어버리고 이 순간을 즐기길 바라요. 아기와 떠나는 진짜 여행의 작은 리허설, 즐겁게 잘 다녀오세요.

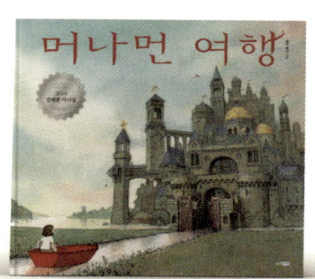

느낌이 왔다면
머뭇거리지 말 것.

_『지혜로운 멧돼지가 되기 위한 지침서』

(권정민 글, 그림/보림)

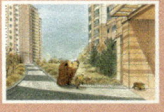

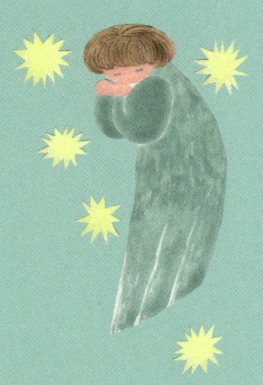

3부

서툰 부모를 위한
마법의 주문

부모 되기를 생각하는 시간

나를 엄마로 골라줘서 고마워

저는 첫째 아이와 둘째 아이가 50개월 차이가 납니다. 딸아이 다섯 살 겨울에 동생이 태어났죠. 첫째 때는 나름대로 육아용품이며 교재에 대해서 좀 얼리어답터, 핫피플이었는데 둘째 때는 뭐, 싹 다 바뀌었더라고요. 단순히 육아용품뿐만 아니라 교육관, 이런 것까지도요.

예를 들면, 첫째 때는 울어도 무시하고 재워서 반드시 잠자리 독립을 시켜야 한다는 책이 대히트였는데, 둘째 때는 품에 끼고 키우는 인디언 육아가 인기였습니다. 첫째 아이의 잠자리 독립에 실패하고 옆에 끼고 자고 있던 저로서는 얼마나 위로가 되던지요. 그러면서 생각했습니다.

'아, 육아에 정답은 없구나.'

철석같이 믿었던 전문가의 조언도 알고 보면 유행이었을 뿐이거나, 혹은 목소리 큰 사람들 얘기가 더 정답처럼 들린 것뿐이었습니다. 혹시 정답이 있다 하더라도 아이에 따라 너무나 달라지더라고요. 똑같은 부모가 낳아서 비슷하게 키웠는데도 아이들은 어찌나 다른지! 하긴, 우리도 형제자매들과 다르잖아요.

타고난 것이라고 생각하니까 어찌나 마음이 편하던지요. 아이가 뭘 잘해도 내가 잘 키워서가 아니고, 아이가 뭘 잘못해도 내 잘못이 아닌 겁니다. 부모로서 책임감은 가져야 하지만, 모든 일에 죄책감을 가질 필요는 없답니다.

육아 트렌드 중 하나는 때마다 유행하는 외국 양육법이 있다는 거예요. 프랑스 창의력 교육이 유행하는가 하면, 북유럽 스타일이 유행하기도 하지요. 정답보다 우리 가족에게 맞는 스타일을 찾으면 되는 겁니다. 『파리의 엄마 뉴욕의 엄마』(플로랑스 마르스, 폴린 레베크 지음/길벗스쿨)를 보면 파리 엄마, 뉴욕 엄마도 참 많이 다르답니다. 한 마디로 하면, 파리에서는 부모의 집에 아이가 살고, 뉴욕에서는 아이의 집에 부모가 산다!

파리 부모들은 엄격하고 칭찬에 인색하되 세련되고 예의 바르다면, 뉴욕 부모들은 다정하고 자유롭습니다. 보다 아이 중심적이죠. 부모의 주말 일정은 아이의 행사에 따라 정해지고, 칭찬과 격려가 퍼부어지는 게 뉴욕 스타일!(저는 어떨 땐 이렇게, 저럴 땐 저렇게 양쪽 다 넘나드는 코리안 스타일이랍니다.)

『내가 엄마를 골랐어!』(노부미 글, 그림/위즈덤하우스)도 육아법에 정답은 없다고 다정하게 말해주는 책입니다. 웃기면서도 진지한 매력 만점 그림책입니다. 아이가 뱃속에 있을 때는 앞으로 완벽한 엄마가 되어 아이에게 최고로 잘해주고 싶은데, 막상 아이가 태어나고 나면 뭐든지 서툰 엄마라서 아이에게 미안한 때가 참 많습니다. 심지어 게으를 때도 많거든요. 이 책 속의 엄마 역시 청소도 얼렁뚱땅, 요리도 엉망진창입니다. 아이를 대하는 것도 서툴러서 매번 야단만 칩니다. 결국 의기소침해진 엄마를 향해 아기가 당당하게 외칩니다.

"내가 하늘에서 엄마를 골랐어요. 엄마를 기쁘게 해주려고. 엄마를 행복하게 해주려고!"

아기들은 오늘도 엄마에게 이렇게 말해주고 있답니다.
"비록 엄마 노릇에 좀 서툴러도 내가 고른 우리 엄마야. 엄마, 사랑해!"
그런 아이에게 엄마가 할 말은 하나뿐입니다.

태어나 줘서 고마워.
나를 엄마로 골라 줘서 고마워.
정말 사랑해.

엄마 노릇은 생각보다, 쉽습니다. 기억해주세요. 너무 잘하려고 애쓰지 않기. 아이에게 최고만 주려고 하지 않기. 대신 나의 상처 때문에 아이를 아프게 하는 일이 없도록 내 상처는 내가 잘 다스리기.

노부미 작가의 다른 책 중엔 『내가 나를 골랐어!』(위즈덤하우스)도 있습니다. 아이가 스스로 취향과 재능을 다 골라 났다는 얘기예요. 엄마 노릇을 하며 꼭 기억해야 할 것도 이거죠. 아이를 있는 그대로 받아들이기.

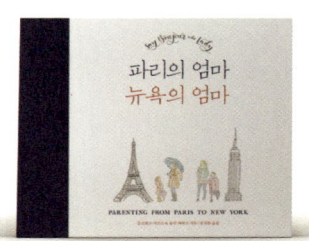
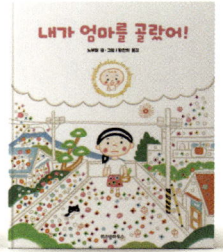

초보 부모에게 꼭 필요한 이것

　제가 그림책 태교 강연을 하면 늘 마지막 순서로 소개해 드리는 책이 있습니다. 바로 『기찬 딸』(김진완 글, 김효은 그림/시공주니어)이에요.

　엄마가 딸에게 자기가 어떻게 태어났는지 이야기를 해줍니다. 때는 1970년대. 눈 내리는 밤, 외할머니와 외할아버지가 기차를 타고 가는데, 기차 안에서 갑자기 진통이 왔대요. 이를 어째요. 기차 안에 있던 아주머니, 할머니 들 총동원!

　"오매, 저 아짐씨가 애를 낳게 생겼어유."

"시방 뭔 소리여? 기차 안에서 애를 워떠케 낳아?"

"나오면 낳는 거지, 애가 그런 사정 봐주겠슈?"

 기차를 세우고, 남자들은 마을에 가서 뜨거운 물을 얻어 오고, 급하게 만든 커튼 안에서 외할머니는 딸을 낳습니다. 자기 갈 길 바쁜데 시간 끈다고 불평하는 사람 없이 오히려 아기가 태어났으니 다 같이 축하금을 모아 미역줄기라도 사 주자고 하네요. 그렇게 사람들의 축복 속에, 도움의 손길 속에 태어난 아기의 이름은 많을 다, 은혜 혜 해서 다혜입니다. 다혜는 세상살이 힘들어도 기죽지 않고 살아가는 여장부입니다. 기찬 딸, 기차 안 딸이거든요. 사람들의 축복과 도움 속에서 태어난 다혜가 어찌 함부로 기죽을까요.

"세상에서 가장 용감한 사람은 기차 안에서 얼라를 낳은 느그 외할매다. 내는 그 할매 딸이고! 하하하."

웃음소리도 우렁차지요.

"몸만 건강하모 희망은 있다!"

여장부예요.

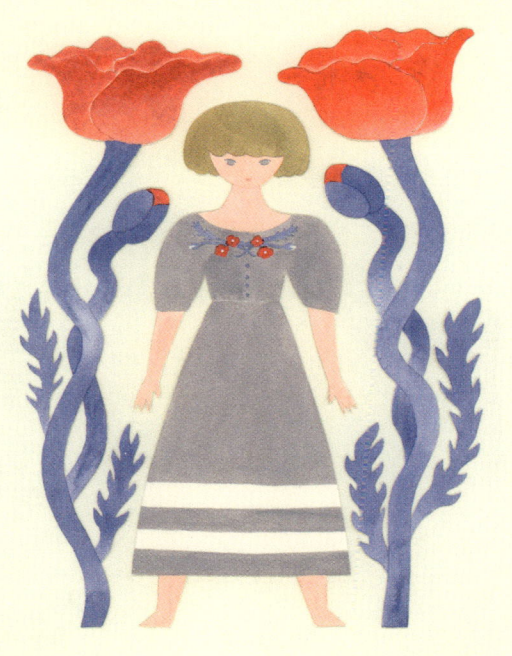

기찬,

기-차-안 딸이거든요.

우리 사는 모습은, 참 기차와 많이 닮았어요. '인생 여정'이라는 말마따나 우리 인생 자체가 여기에서 어딘가 그곳으로 가는 과정이라는 것도 그렇고, 칙칙폭폭 씩씩하게 가는 소리이기도 하지만 속 끓는 소리에 칙칙폭폭 이보다 더 어울리는 의성어가 어디 있을까요. 칙칙폭폭 끓어오르는 부아를 기찻간에서 만난 이들과 풀기도 해야 하고, 혼자 풀기도 해야 합니다.

제가 이 책을 태교 그림책으로 좋아하는 건 이 말 때문입니다.

"나오면 낳는 거지. 애가 그런 사정 봐주겠슈?"

이 어쩌긴 어째 정신! 아이를 낳고 키우는 덴 정말 이 정신이 필요하거든요. 아기가 뱃속에 있을 때야 엄마 아빠가 이런저런 계획도 세우죠. 하지만 낳아보시면 알 거예요. 부모의 계획대로 되는 건 단 하나도 없다는 것을요. 정성껏 준비하는 것이 소용없다는 말이 아닙니다. 정성껏 준비하고 계획을 세우지 않으면 혼란이 더 크지요. 준비는 하되, '어쩌긴 어째 정신'도 준비하시란 거죠.

"애가 그런 사정 봐주겠슈? 나오면 낳는 거지."

서툴러도, 당황해도 괜찮아요. 문제를 외면하거나 포기하지만 않으면 됩니다. 그냥 닥치는 대로 해보는 겁니다! '어쩌긴 어째 정신', 꼭 기억하세요.

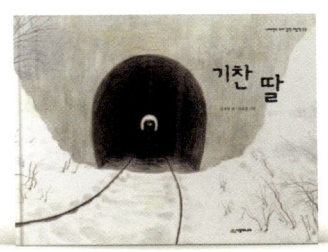

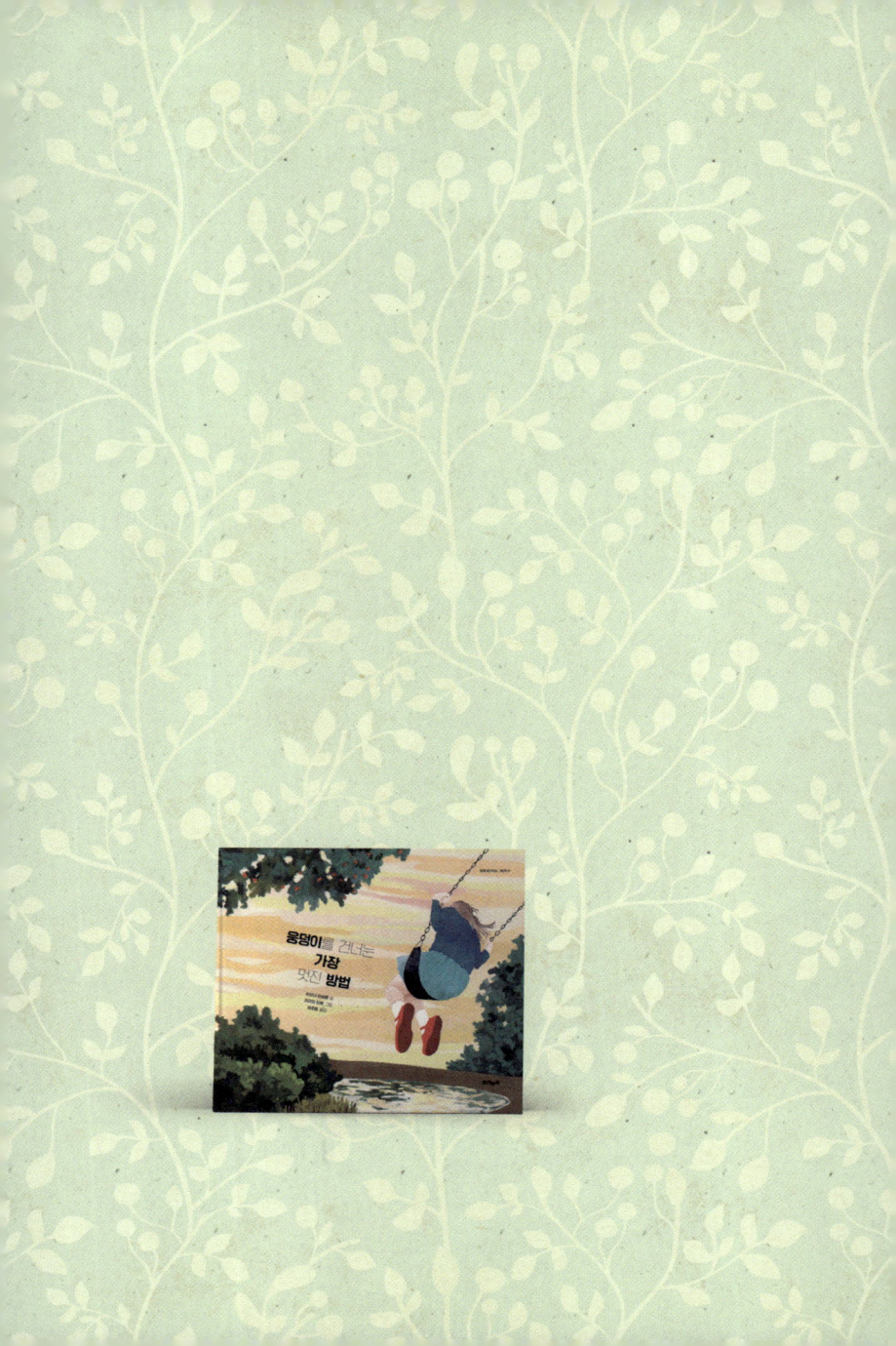

웅덩이를 건너는 방법이 더 있을 수도 있어.
하지만 그건 다음에 배울 거야.
지금은 웅덩이마다 첨벙대면서
집으로 돌아가는 게 제일 좋으니까.

_『웅덩이를 건너는 가장 멋진 방법』
(수산나 이세른 글, 마리아 히론 그림/트리앤북)

내가 아니어도 괜찮아

첫아이를 임신한 내내, 가장 많이 했던 생각은 '건강하게 태어나렴!', '정말 보고 싶구나, 아가야', 이런 아름다운 내용이 아니었어요. 늘 머리에 맴돌던 생각은 바로 '도대체, 어디다 맡기지?'였습니다.

저는 FM 라디오 심야방송 작가였기 때문에 밤에 근무를 했어요. 남들이 선택하는 7 to 6 어린이집을 보낼 수 없었습니다. 시집과 친정은 다 멀고, 입주 아주머니 시스템으로 가자니 좁아터진 집에 내드릴 방이 없었어요. 어떡하지? 어떡하지? … 이런 걱정들을, 애 낳으러 가는 동안 분량 원고를 미리 써놓아야 하니 평소보다 일을 두 배로 하면서 해야 했죠. 한숨을 쉬다가도 배에 손을 대고 허둥지둥 말했습니다.

"꽃님아, 너 때문인 거 아니야. 알지? 넌 그냥 튼튼하게 나오기만 하면 돼. 넌 언제나 대환영이야…. 그냥 엄마가, 조금 걱정이 돼서 그래…. 미안해, 아가야…. 아아, 그나저나 어디다 맡기지? 애는 엄마가 키우는 게 최고인데…. 얼마나 번다고? 돈 때문만이 아니라 나란 인간이 일을 안 하고는 안 되는데 어떡하지? 난 일을 계속하고 싶은걸! 아이보다 나를 먼저 생각하는 나는, 나쁜 엄마인 걸까?"

거기다 어린이집에 보냈더니 학대를 했다더라, 하루 종일 텔레비전만 보여준다더라, 키우던 애를 데리고 고향 다녀온다더니 애를 팔아버렸다더라…. 당시 세간에 나돌던 온갖 괴소문까지도 저를 불안하게 만들었습니다.

좋은 생각만 해도 모자랄 태교 기간 내내, 아기를 누구에게 맡길지, 그 사람이 과연 나만큼 우리 아기를 사랑해줄지, 불안하고 미안해서 결국 눈물로 끝을 내곤 했던 당시의 저에게 읽어주고 싶은 그림책이 있습니다.

『할머니 엄마』(이지은 글, 그림/웅진주니어)를 처음 읽을 때, 표지를 한참 들여다보았습니다. 아이가 미장원 놀이라도 하고 있나 봅니다. 할머니 머리카락을 장난감 삼아 갖고 놀고 있어요. 잠시 머리카락에 아이를 맡기고, 손이 자유로워진 할머니는 그새 김밥을 싸고 있습니다. 그제야 상황이 짐작됩니다. 아이 엄마는 직장맘인가 봅니다. 할머니는 아이 돌보랴 살림도 하랴 바쁘시군요. 내일은 운동회! 할머니는 엄마 대신 잘 달릴 수 있을까요?

이지은 작가는 할머니 손에서 컸던 자신의 이야기를 담았습니다. 엄마라면 혼냈을 일도 슬쩍 눈감아주고, 엄마는 금지한 음식도 슬쩍 허락해주고, 재미있는 이야기도 많이 해주시던 할머니. 명랑하고 느긋한 할머니의 재미있는 이야기인데도 읽다 보면 콧등이 찡합니다. 그건 아마 저렇게 나이 드신 엄마에게 내 아이를 맡기고 일을 나가야 하는 엄마의 마음을 어느새 우리가 읽어내기 때문이겠지요.

『할머니는 왜 나만 보고 있을까요』(밀랴 프라흐만 글, 그림/어린이나무생각)에도 할머니와 아이가 나옵니다. 제목만 딱 봐도 힘이 나지 않나요? 이비와 할머니가 시내 구경을 갑니다. 이비는 하루 종일 신기하고 재미있는 걸 많이 보았어요. 이비(Ibi)의 I가 상상력 imagine의 I인 것도 알았지요.

"그런데, 할머니는 하루 종일 뭘 봤어요?"

할머니는 이렇게 대답합니다.

"할머니는 오늘 하루 종일 너만 봤단다. 왜냐하면 할머니는 이비만 보고 싶었거든."

걱정 마세요. 우리 아기를 사랑하는 건 엄마뿐만이 아니랍니다. 내 아이를 어쩌면 엄마보다도 더 사랑해줄 사람들이 아기를 기다리고 있습니다. 그분들이 때로 딴 데를 보더라도, 괜찮아요. 엄마도 딴 데를 보는걸요? 딴 곳을 보며 잠시 쉬고, 다시 내 아이를 봅니다. 정말, 걱정 마세요.

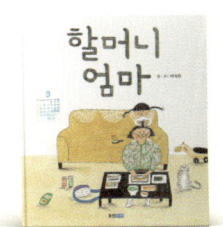 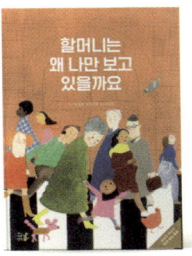

꽃길이 아니어야
꽃 같은 내 아이가 보인다

♦
•

　직장맘들은 어린이집에 대해서 복잡한 감정을 가진 경우가 많습니다. 보육시설이 있어서 다행이고 고맙다가도, 아이를 왠지 보내면 안 될 곳에 보내는 것 같은 미안함을 한 겹 깔고 있기가 쉽죠. 제가 그랬거든요. 첫아이 때, 직장에 다니면서도 부득부득 가정 보육을 선택했고, 급기야 직장을 그만두고 나서는 여섯 살이 되도록 어린이집에 보내지 않았습니다. 엄마가 직접 키우는 것만이 최고라는 듯이요.

　하지만 전업주부의 상태에서 낳고 키운 둘째는 훨씬 더 일찍 어린이집에 보냈습니다. 스트레스 받아 불행한 엄마와

단 둘이 집에 갇혀 있는 것보다 즐거운 단체생활이 훨씬 낫지 않겠나 하는 마음으로요.

『야, 생선이다!』(나가노 히데코 글, 그림/책읽는곰)를 볼 때마다 저는 엄마가 아무리 잘 놀아주려고 해도 할 수 없는, 집단이 주는 즐거움과 경험이라는 게 있다는 생각을 합니다.

유치원에 커다란 생선이 배달됩니다. 아이들이 힘을 모아 씻어줍니다. 그런데 앗! 미끄덩. 생선이 살아 날뛰듯 도망을 가네요. 다 같이 힘을 모아 다시 생선을 잡고, 지글지글 불에 구워 가시만 싹 발라내 먹는다는 내용이에요.

처음엔 요리 그림책인 줄 알았습니다. 몇 번을 보고 나서야, 그 과정에 함께하는 선생님들이 보이더라고요. 내 아이만 일대일로 바라봐주는 것은 아니지만, 일대일이 아니기 때문에 갖는 장점도 참 많습니다. 아이들은 그 빈틈을 노려 하고 싶은 일을 슬쩍 해보기도 하고, 무엇보다 그 빈틈에 다른 사람들을 채워 넣거든요. 친구와 우르르 몰려다니기. 그게 얼마나 재미있는지, 해보셨잖아요.

아이를 기관에 맡기고 출근하는 마음이 어찌 편하겠습니까. 아이를 키우는 내내 마음이 쓰이고, 행여나 아이가 기다릴까 발을 동동 구르며 엄마의 하루는 언제나 정신없이 지나가게 마련입니다. 앞으로 꽃길만 펼쳐질 거라고 차마 말씀은 못 드리겠어요. 다만 꽃길만 풍경이 좋은 건 아니라고, 꽃길 아닌 곳이라야 꽃 같은 내 아이가, 그리고 꽃보다 더 아름다운 사람, 바로 나 자신이 보인다고 말씀 드리고 싶습니다.

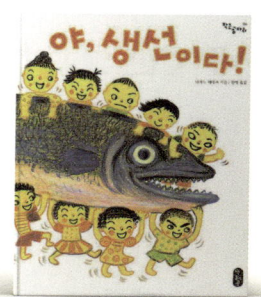

엄마의 사전

'엄마의 사전'에는 세상 사람들과 뜻이 다른 단어들이 가끔 눈에 띕니다.

모성애: 아기가 잠잘 때 가장 강하게 불타오른다.
체력: 사랑을 대신할 수 있는 것이 있다면.
벌레: 강해서 잡는 게 아니야. 널 위해 잡는 거야.
쳇바퀴를 굴리다: 그동안 네가 자란다는 것.
갈등: 아기가 잘 때, 나도 잘까, 놀까?
외롭다: 24시간 함께 있기에 가장 진하게 느껴지는 것.

기도: 날 위해서보다 널 위해서 하게 된다.

상처: 잊어버린 줄 알았던 어린 내가 자꾸 꺼내놓는 것.

자존심: 어떨 땐 애가 있어서 자존심이 상하고, 어떨 땐 애가 있어서 자존심 세우고.

사랑한다: 그래서 자다 말고 일어난다.

찬란하다: "그때가 제일 좋을 때야." 다들 부러워한다, 어린 엄마의 이 순간.

아이들이 본 어른들의 말 사전! 아이들이 보기에, 어른이 이렇게 말할 때 속뜻은 이런 것이다~ 정리해놓은 그림책 한번 보실래요? 이제, 이런 새로운 용어쯤 익숙하게 쓰셔야 한답니다. 하하하. 『아빠한테 물어보렴-신비한 어른 말 사전』(다비드 칼리 글, 노에미 볼라 그림/책빛)입니다.

글쎄, 생각 좀 해보자.

어른들이 우리에게 곧바로 '안 돼!'라고 하고 싶지 않을 때 흔히 듣는 말이에요. 사실 안 된다는 뜻이지요.

"강아지 키우면 안 돼요?"

"글쎄, 생각 좀 해보자." (뜻: 안 돼!)

왜긴 왜야.

이건 어른 말 중에서도 가장 속 터지는 말이에요. '왜긴 왜야' 다음에 왜 그런지 말해 줘야 하는데, 우리에게는 이게 다예요. 그냥 이걸로 끝나 버려요.

마지막 말: 크면 다 할 수 있어.

뜻: 강아지는 역시 안 돼!

한 가지 위로가 되는 건, "유럽 부모도 마찬가지구나~" 하는 것이었답니다.

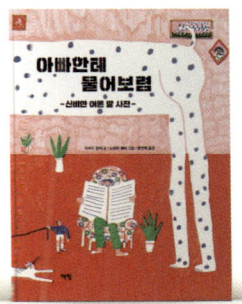

"네가 했던 말 중 가장 용감했던 말이 뭐니?"
소년이 물었어요.
"'도와줘'라는 말."
말이 대답했습니다.

"때로는…"
말이 말했습니다.
"때로는?"
소년이 물었어요.

"때로는 그저 일어서서 계속 나아가기만 해도
용기 있고 대단한 일 같아."
말이 말했습니다.

_『소년과 두더지와 여우와 말』
(찰리 맥커시 글, 그림/상상의힘)

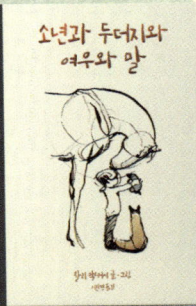

레이스 머리띠의 교훈

"딸이면 좋겠어, 아들이면 좋겠어?"

배가 터질 듯이 불렀을 즈음, 비슷한 시기에 출산을 앞둔 친구가 묻길래 제가 딸이면 좋겠지만, 아들이라도 있는 그대로 좋다고 대답했습니다.

"근데 왜 그렇게 작은 소리로 말해?"

"혹시나 아기가 들을까 봐. 자기가 아들인데 엄마가 딸을 바라는 줄 알고 실망하면 어떡하냐?"

그때 친구가 큰소리로 감탄을 해서 깜짝 놀랐습니다.

"우와! 넌 정말 좋은 엄마가 되겠다. 아직 태어나지도 않은 아기의 기분까지 생각하다니!"

아… 그런가? 내가 좋은 엄마가 될 싹이 보인대!…

내가 과연 엄마 노릇을 제대로 할 수 있을지, 이따위 세상에 아이를 데려오는 것이 맞는 건지 별별 생각으로 마음이 어지러웠던 제게 그날 친구가 해준 칭찬이 얼마나 힘이 되었는지 모릅니다. 아이를 있는 그대로 받아들이면 좋은 엄마인 건가 봐! 그건 원래 내가 좀 하지…. 남한테 이래라저래라 못하는 소심쟁이니까.

하지만 그날만 빼고 아들이냐 딸이냐 이야기는 기분 좋게 끝난 적이 거의 없었습니다. 사람들은 왜 그렇게 남의 가족계획에 관심이 많은 걸까요? 둘째를 임신하고 첫째 딸아이와 함께 다닐 때가 최고조였습니다. "첫째가 딸이니 둘째는 아들 낳아야지?" "무슨 소리. 자매가 낫지~." "하나 더 낳아. 셋 되면 좋겠네." 처음 보는 사람들이 툭툭 뱉어대는 이야기들은 이 시대 이 땅에서 딸과 아들, 여자와 남자로 사는 것이 어떤 것인가 늘 생각하게 했습니다.

첫딸을 왜 살림 밑천이라고 하는지도 이때 알았어요. 빨리 커서 집안일을 돕고, 여차하면 돈 벌러 나서는 딸. 사고치고 말썽부려도 남자다움으로 포장되고, 대신 늘 씩씩해야 하는 아들. 아들은 무엇이고 딸은 무엇인가.

딸아이 백일 기념사진을 찍기 위해 넓은 레이스 머리띠를 샀습니다. 뺨이 어깨에 닿을 정도로 통통한 딸을 여자아이로 보이게 하기 위해선 소품의 힘을 빌려야 했거든요. 그런데 꽃 달린 레이스 머리띠를 둘렀더니 어디 짐꾼 같더라고요. 이번에는 몇 올 없는 머리카락을 영혼까지 끌어모아 알록달록 고무줄로 묶었습니다. 그랬더니 방긋방긋 잘 웃던 아기가 머리카락 당기는 게 불편한지 자꾸 찡그려서 사진을 찍을 수 없었습니다. 안달복달하다가 문득 궁금해졌습니다. 나는 왜 이렇게 이 아이의 '여성성'을 강조하기 위해서 애를 쓸까? 내가 여왕도 아니면서 왜 공주님이라고 부르는 걸까? 물려받은 옷 중에 파란색은 왜 덜 입히는 걸까? 왜 더운데 기저귀 위에 꼭 얇은 바지라도 하나 덧입히는 걸까? 옆집 아들은 그냥 기저귀만으로도 잘 기어다니던데!

그 후, 전에는 당연하게 생각했던 제 행동들을 다시 한 번 생각하는 일이 잦아졌습니다. 공공장소에서 딸이 까불 땐 남들에게 피해가 될까 봐 전전긍긍하면서, 왜 아들이 까불면

귀엽고 활동적으로 느껴질까? 왜 자연스럽게 딸아이 물건은 핑크로, 아들아이 것은 천하무적 히어로가 나오는 마블 시리즈 무언가를 사게 될까? 무엇이 나의 생각과 행동에 영향을 미치는가? 놀라기도 많이 놀랐어요. 생각해보니 별 이유가 없더라고요. 원래 그랬으니까! 남들도 다 그러니까!

내 아이들이 살아갈 세상을 그려보면 이렇게 계속해서는 안 되겠다 싶습니다. 남자는 어떻고, 여자는 어떻고. '차별'이 아니라 단순히 '차이' 때문이라 하더라도 성이 다름을 강조하는 세상보다, 그 인간의 개성 자체를 존중하는 세상이 훨씬 살기 좋을 테니까요.

아이들에게 건네는 한 마디도 달라졌습니다. 달라지려고 애쓰고 있습니다. 처음엔 딸에게 너무 억울한 세상을 물려주지 말아야겠다 싶었는데, 살기 힘든 건 딸이나 아들이나 똑같더라고요. 아들이 울면 "남자가 왜 울어?" 눈물을 틀어막고, 씩씩해야 한다, 똑똑해야 한다, 최고가 되기를 요구하는 게 결국 '남자 노릇' 때문이거든요. 남자 노릇보다 사람다움, 나다움이 더 중요한데 말입니다.

이제는 그림책 한 권을 골라도 새로운 기준이 생기고, 늘 보던 그림책을 볼 때도 새롭게 보려고 애를 씁니다. 최고 베스트셀러 중 하나인 『100층짜리 집』(북뱅크)의 이와이 도시오 작가가 어느 인터뷰에서 그러더군요. "등장하는 동물들이 모두, 엄마는 속눈썹이 길고 아기를 돌보고, 아빠는 무언가를 고치거나 읽고 있는 걸로 그린 것을 후회합니다. 아이들이 무심코 보는 것에 대해서 더 열심히 고민을 했어야 해요. 아이들은 그림책으로 세상을 배우니까 말입니다."

처음부터 젠더 감수성을 키워주는 나다움 그림책들도 있지만 원래 뭘 가르치는 책들은 덜 재미있더라고요. 어떤 그림책이든 성차별, 소수자 차별의 늪에 빠지지 않고 읽어낼 수 있는 눈이 더 중요하겠지요.

우리나라 최고의 베스트셀러 그림책을 지은 백희나 작가도 『구름빵』(한솔수북)에 대해서 이렇게 말했습니다. "무심코 엄마 아빠 아들 딸이 있는 가족을 그렸는데 나중에 조금 후회했어요. 그 구성이 가장 보편적인 가족 형태로 보여질까 봐서요. 세상에는 다른 모습의 가족들이 얼마나 많은데요! 아이들이 '우리 집은 다른데…'라고 생각할까 봐 걱정

됩니다." 그래서인지 이후 나온 『알사탕』(백희나 글, 그림/책 읽는곰)에서는 엄마가 보이지 않습니다. 문방구에서 산 마법의 알사탕을 먹으면 동물이나 소파 같은 물건의 속마음 이야기를 들을 수 있다는 내용인데요, 동동이는 알사탕을 먹고서 엄마 없이도 아이를 충분히 잘 돌보는 아빠의 모든 잔소리가 결국은 "사랑해. 사랑해. 사랑해. 사랑해'인 것을 알게 되지요.(소파는 무슨 말을 하고 있게요? "방귀 좀 뀌지 마! 그중에서도 아빠 방귀는 정말 고약해"랍니다.)

무심코 보는 그림책, 조금만 더 아이와 어른 들의 젠더 감수성을 잘 키울 수 있는 책으로 고르고, 보다 깐깐하게 읽는 것, 이것보다 더 큰 태교가 있을까요?

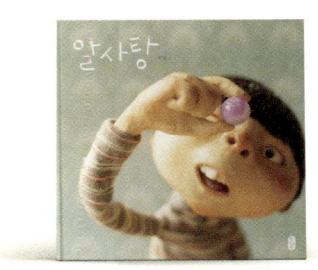

엄마 아빠의 말공부

맘카페에서 가끔 '당신이 아이 키우면서 한 일 중에 제일 쓸데없던 일은 뭔가요?' 이런 얘기가 나오면 빠지지 않는 게, 입학한다고 비싼 책상세트 사준 것과(어차피 아이는 식탁에서 숙제하는데!) 아이에게 비싼 옷 사 입힌 것이랍니다. 더 이상 자라지 않는 엄마 옷이나 살결, 왜 한 철 입고 마는 아이 옷에 투자했는지 후회하는 엄마들이 많습니다. 비싼 옷이라 입힐 때는 아이에게 조심하라 잔소리를 해야 했고, 나중엔 동서네 물려줬다가 고맙다는 인사도 변변히 못 받고 마음 상하기 일쑤였는데 말이죠. 한 달도 채 못 입는 배냇저고리를 최고급으로 고르고, 마음에 드는 디자인의 유기농 면제품을 비롯해 각종 육아템을 찾아 밤을 새운 것도 후회 리스트에 꼭 나온답니다.

뭐, 괜찮습니다. 내 아이에게 최고의 것을 주고 싶던 어린 엄마는 옷을 고르며 행복했으니까, 그걸로 충분해요. 하지만 더 해주고 싶어도 부모가 물질로 뭔가를 해줄 수 있는 한계는 금방 옵니다. 부모가 최고의 것을 줄 능력도 없고, 줄 능력이 있다 해도 그 능력이 아이를 망치기도 하니까요. 무엇보다도 부모가 생각하는 최고의 것이 새로운 시대를 살아야 할 아이에게도 최고일지는 모를 일입니다. 그러니 내 맘대로 잘해주는 건 위험한 일이기도 합니다.

물질적으로 잘해주는 것보다 훨씬 더 중요한 것은 아이와 대화를 잘하는 것이랍니다. 저는 때로, 아니 자주, 그림책에서 육아를 배웁니다. 특히 아이의 눈높이로 말하는 법은 대부분 그림책에서 배웠답니다. 아이와 대화할 때는 논리보다 상상, 상상보다 유머, 그러면서도 나름의 논리가 있어야 한다는 것을 그림책이 아니었다면 어떻게 알았을까요.

유머와 논리만 필요한 게 아니랍니다. 『엄마소리가 말했어』(오승한 글, 이은이 그림/바람의아이들), 이 책을 보면서 정신이 번쩍 들었습니다. 아이와 나누는 대화를 통해 전하는 것은 '내용'이 아니라 부모의 가치관과 존재 그 자체인 것을 새삼 깨달았거든요. 이 책은 기역 페이지엔 기역으로 시작하는 단어들이, 니은 페이지엔 니은으로 시작하는 단어들이 나옵니다.

기역이 말했어.
난 내가 싫어.
기역이 들어간 말 중에는 좋은 말이 없어.
가난해. 괴로워. 거짓말. 그저 그래.

"엄마, 난 내가 싫어. 난… 그저 그래." 아이가 이렇게 말한다면, 엄마는 뭐라고 대답해주어야 할까요? 기역이네 엄마는 이렇게 대답합니다.

기역아. 그렇지 않아.

기역이 있어야
　　길이 있고 걸을 수 있고
　　같이 갈 수 있지.
　　기다릴 줄 아는 기역이가
　　고마워. 감사해.

　라디오, 레몬, 리본, 라면밖에 없어서 끝말잇기에서 매번 진다고 속상해하는 리을이에게 리을이 엄마가 한 얘기 좀 들어보세요.

　　리을아, 앞에 있어야만 훌륭한 건 아니야.
　　리을이 있어야
　　부를 수 있고,
　　갈 수 있고,
　　머물 수 있어.
　　그리고 꿈을 이룰 수 있단다.
　　뒤에서도 할 일을 잘하는
　　리을을 사랑해.

엄마의 말이 아이를 만듭니다.

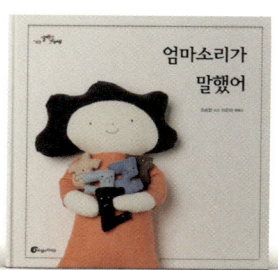

그림책에서 만난 고수 아빠

한 잡지로부터 원고 청탁을 받았습니다. "그림책에서 만난 고수 아빠, 좋은 아빠가 궁금하다면 이 책들을 보라! 할 만한 책을 소개해주세요." 한 권은 금방 떠올랐습니다. 『놀이터의 왕』(필리스 레이놀즈 네일러 글, 놀라 랭그너 멀론 그림/보물창고)에서 케빈네 아빠를 늘 멋지다고 생각하고 있었거든요.

놀이터에서 아이가 울면서 뛰어와서 "엄마, 쟤가 나는 놀이터에서 나가래. 나랑 안 논대!" 그럴 때 침착할 수 있는 부모가 몇이나 될까요? 아이에게 이런 말을 들으면 부모 마음속에는 폭풍우가 휘몰아칩니다. 내 아이를 밀쳐낸 그 아이 역시 어린아이인 줄 알면서도 진지하게 적개심이 불타오릅니다. 그러다가도 그 아이에게 내 아이와 잘 좀 놀라고 알사탕이라도 사줄까 싶기도 하지요. 하지만 『놀이터의 왕』에 나오는 케빈 아빠는 어떤 행동도 하지 않아요.

"아빠, 새미가 나를 구덩이에 파묻을 거래!"

이르는 아이에게 웃어줄 뿐입니다.

"그럼, 넌 어떡할 건데? 널 묻기 위해 땅을 파는 동안 가만히 있을 거야?"

"음… 파낸 흙을 도로 차 넣을 거야."

"그럼 그렇게 하렴."

케빈이 또 뛰어옵니다.

"아빠, 새미가 나를 집에 가두고 문을 못으로 꽝꽝 박을 거래."

"그럼 넌 어떡할 건데?"

"음… 뒷문으로 나오지."

"그럼 그렇게 하렴."

아빠와 얘기를 나누면서 케빈은 스스로 답을 찾아냅니다.

새미가 괴롭히자 이제는 케빈이 아무렇지 않게 대꾸하죠.

"그럼 그렇게 하렴."

예상치 못한 반응에 새미가 더 당황하고 괴로워합니다. 들어주는 것만으로도 문제를 해결한 케빈의 아빠! 고수인 걸? 감탄이 절로 나옵니다. 아, 어떻게 해야 이런 고수 부모가 될 수 있을까요?(여보, 당신이 케빈 아빠처럼 되면 안 돼?)

두 번째로 고른 책은 『남자가 울고 싶을 땐』(존티 홀리 글, 그림/불의여우)입니다. 아들 레비가 전학 와서 처음 학교에 가는 날, 레비가 눈물을 글썽이자 난감해진 아빠는 "우리 아들, 남자는 울지 않는 거야" 합니다. 레비는 간신히 눈물을 그치고 학교로 가는데요. 아, 가는 길에 보니까 이런저런 일로 우는 남자도 많은 거예요! 다행히 학교에서 지내는 건 생각보다 훨씬 괜찮아서, 레비는 우는 일 없이 잘 지내고 집으로 돌아옵니다. 그런데 이게 웬일인가요? 아빠가 울고 있는 겁니다.

"아빠, 울었어요?"

"네가 새 학교에 처음 가는 날이잖니. 걱정이 돼서 눈물이

나더구나."

"아빠, 그거 알아요? 울고 싶을 때는요. 얼마든지 울어도 괜찮아요."

아빠도 레비에게 말했죠. "맞아. 괜찮고말고!"

남자는 이래야 해, 여자는 이래야 해, 남자다움, 여자다움의 틀에 갇힌 사람보다는 자기 감정과 자기 생각에 충실한 사람이 훨씬 더 행복하더라는 거, 다들 아실 겁니다. 그런데 알지만 또 잘 안 되는 부분이기도 하잖아요.

특히 내 아이의 문제가 되면 생각이 달라지는 경우가 많습니다. 내 인생은 내 마음대로 하겠는데, 내가 책임지면 될 것 같은데… 아이는? 이왕이면 남들이 좋다고 하는 길로 갔으면 좋겠고, 너무 개성이 뚜렷해서 고생하는 것보다 서글서글 성격 좋고, 두루 무난하게 컸으면 좋겠습니다.

그런가 하면 동시에 정반대의 것을 요구합니다. "아니야. 네 생각대로, 네 개성을 펼치면서 자라렴!" 자기답게 산다는 것이 어떤 것인지 모범을 보여주지도 못하고, 아이가 자기다운 길을 찾는 동안에 겪게 마련인 시행착오를 느긋하게 믿고 기다려주지도 못하면서 "네 뜻을 펼쳐라!" 뜬금없이 응원하기도 하지요.

레비네 아빠가 멋진 점은요. 남자답다 여자답다의 틀에서 벗어나 울어도 괜찮다고 하는 아빠이기 때문만은 아닙니다. 아이의 이야기에 "네 말이 맞다" 선뜻 의견을 바꿀 수 있는 아빠라서 멋집니다. 내 의견이 틀렸다면 괜한 자존심 세우지 않고 고치는 아빠, 틀리지 않았더라도 다른 사람의 의견을 귀 기울여 듣고 "맞아. 괜찮고말고!" 하는 아빠. 이런 아빠가 진짜 고수지요.

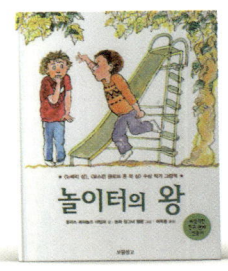
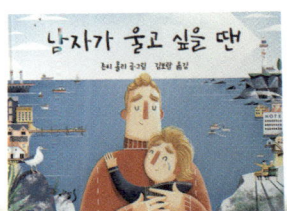

그저 최선을 다할 뿐

아이 키울 때 가장 어렵고 힘든 게 뭐냐면요, 그저 최선을 다하는 것입니다. 최선을 다하는 것도 힘들지만, 사실 바로 앞에 있는 '그저'가 더 어렵습니다. 아이 키운 지 20년쯤 되니까 '그저'가 얼마나 어려운 경지인지 알 것 같아요. 최선을 다할 뿐, 함부로 기대하거나 실망하지 않기.

이 어려운 걸 해내는 엄마가 있어요. 『Leo the Late Bloomer』(로버트 크라우스 글, 호세 아루에고 그림/하퍼트로피)입니다. 표지만 딱 봐도 뚱한 표정의 아기 호랑이 레오를 보세요. 책 내내 웃지 않습니다. 친구들이 글자를 이쁘게 쓸 때도 혼자만 삐뚤빼뚤. 친구들이 즐겁게 웃으며 그림을 그릴 때도 레오 혼자만 엉망진창. 아빠는 마음이 조급해집니다. 아무리 "괜찮다, 괜찮다" 해보지만, 혹여 아이에게 문제가 있나 눈길을 뗄 수가 없어요. 다만 엄마는 "자꾸 쳐다보면 더 못해요, 레오도 다 해낼 거니까 걱정 마요" 하면서 믿고 기다리지요. 과연? 과연! 어느 날, 레오는 친구들 못지않게 다 해냅니다.

"I made it!"
(내가 해냈어요.)

이 책이 아름다운 이유는 사람마다 꽃 피우는 시기가 따로 있으니 믿고 기다리는 것이 얼마나 소중한지, 자꾸 아이를 다그쳐 주눅 들게 하는 것보다 공부에 적은 없다는 것을 부모에게, 아이 스스로에게 알려주기 때문이 아닙니다. 위로하고 있어서예요. 남들도 이런 조급함, 걱정 다 갖고 있다고. 아이가 늦어도 괜찮고, 늦는 아이를 보면서 다그치면 안 되는데 자꾸만 다그치게 되는 마음도 안다고. 아이에게, 그리고 나 자신에게 그저 최선을 다하다 보면, 결국 우리는 각자의 속도와 방향에 맞게 다 잘될 거라고 위로해주고 있습니다.

섣불리 기대하고 실망하는 것보다, 아예 둔한 부모가 되는 것도 나쁘지 않습니다. 사실은 '나쁜 부모'로 더 자주 언급되는 책이에요. 『셜리야, 물가에 가지 마!』(존 버닝햄 글, 그림/비룡소)를 볼까요? 앞으로 그림책을 읽기 시작하면 너무나도 많이 만나게 될 존 버닝햄 작가랍니다.

셜리와 엄마 아빠는 바닷가로 놀러 갑니다. 왼쪽 페이지엔 계속 엄마 아빠가 나옵니다. 엄마 아빠는 비치체어에 앉아 신문을 보거나 뜨개질을 하지요. 오른쪽 페이지에는 셜리가 노는 모습이 나와요. 해적선을 타기도 하고, 먼먼 바다로 나가기도 합니다. 아이의 상상 속 세계는 점점 넓어지지만 엄마 아빠는 흘낏 쳐다보지도 않고 "셜리야, 옷 버리지 않도록 조심해라", "셜리야, 위험하니까 아무거나 만지지 말고" 잔소리만 할 뿐입니다. 집으로 돌아가는 순간까지!

처음 이 책을 읽었을 땐 반성을 했어요. "나도 셜리의 부모와 다를 게 뭔가. 잔소리만 할 뿐 아이와 놀아주지는 않고, 내 할 일만 했지. 아이의 마음을 몰라주는 부모였어!"

아이가 조금 자라고 나서 읽을 땐 제가 조금 뻔뻔해졌습니다. "엄마 아빠가 같이 놀아줬다면 아이가 이렇게 상상의 세계로 떠날 수 있었을까? 같이 모래성을 쌓는 게 고작이었겠지. 약간의 방치야말로 아이를 자유롭게 만든다구!"

요즘 읽으면 느낌이 또 다르네요. 설사 엄마 아빠가 지쳐서 같이 놀아주지 못하더라도, 혹은 놀아줘야 하는 줄 몰라서 못 놀아주더라도 '놀 놈은 노는구나!'

단지 조건은 이것뿐입니다. 놀 수 있는 시간을 주는 것!

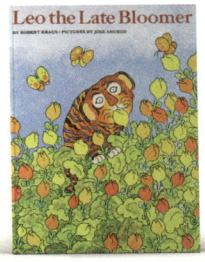
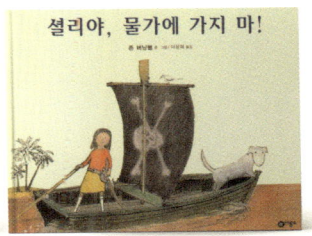

깊은 밤을 걸어도 우리는 함께니까

아이들과 함께하는 여행은 어른끼리 다니는 여행과 어떻게 다를까요? 저희 집 아이들의 첫 번째 해외 여행은 늘 생후 23개월 때였습니다. 24개월부터는 한 사람 몫의 비행기 값을 지불해야 하기에, 키울 수 있는 만큼 키우되 비행기 값은 10퍼센트만 내도 되는 23개월에 여행을 떠났거든요. 첫째는 싱가포르에서, 둘째는 뉴욕에서 두 돌 생일을 맞았습니다.

뉴욕에 갈 때 둘째 꽃봉이야 23개월이니 어쩔 수 없었지만, 일곱 살 누나 꽃님이는 뉴욕에 관한 그림책을 잔뜩 읽고

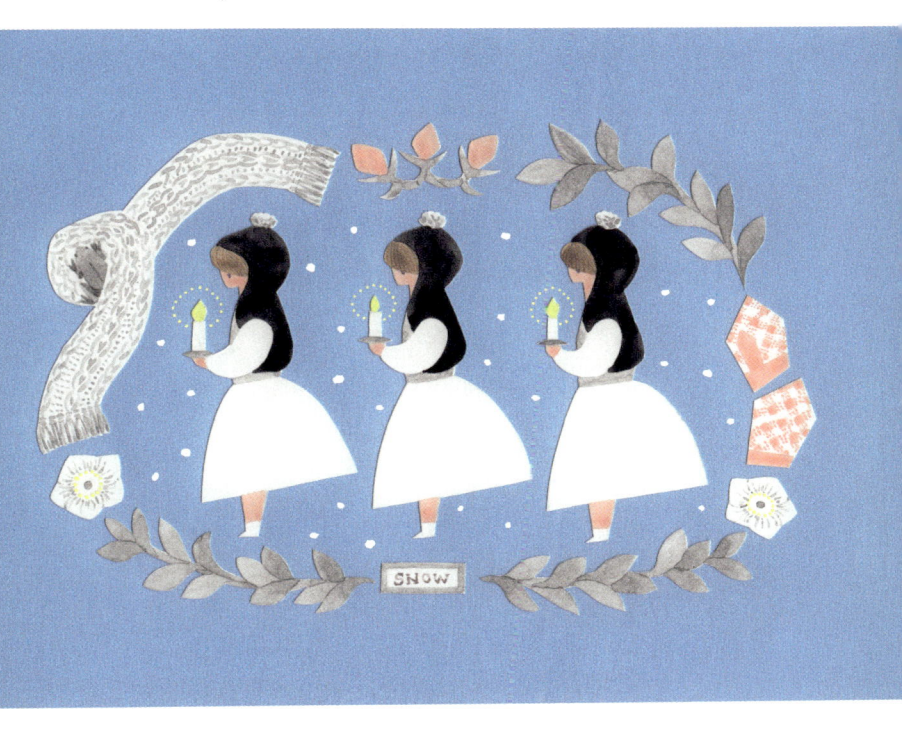

갔습니다. 〈배트맨〉, 〈나 홀로 집에2〉 등 뉴욕이 배경인 영화도 몇 편이나 보았습니다. 뉴욕에 대해 아는 것이 좀 있으면, "아, 여기!" 하고 그곳을 여행하는 감회가 남달라질 것 같아서요. 런던에 갔다면 〈해리 포터〉를 보았겠지요.

하지만 꽃님이는 뉴욕 플라자 호텔에서 "여기가 엘로이즈가 사는 곳이구나! 우와, 내가 여기에 실제로 와 있다니"라고 감동하기는커녕 어느 책에서 봤는지 기억조차 하지 못했습니다. 대신 여행에서 돌아온 후에 그 책을 보면서 "우와, 여기는 내가 갔었던 플라자 호텔이잖아!"라고 놀라더라고요.

그때서야 깨달았습니다. 아, 아이들은 자기가 주인공이구나. 남 때문에 어떤 곳에 의미가 부여되는 것이 아니라, 기준이 '나'구나! 어떤 장소가 의미를 갖는 것이 유명인, 유명작품 때문이 아니라 나 때문이라니!

그 후로는 여행지에 대해서 특별히 미리 알려주려고 애쓰지 않습니다. 그래도 아이들은 여행의 경험을 하나도 허투루 흘리지 않고, 자신의 세계를 넓히는 바탕으로 잘 써먹곤 하더라고요. 파리 여행을 한 후, 에펠탑이 뭔지도 몰랐던 당시

여덟 살 꽃봉이가 한국에서 사는 것이 얼마나 더 즐거워졌는지 모릅니다. "엄마, 저 빵집에 또 에펠탑이 있어! 저 앞에서 회전목마를 탔지. 그때 하늘이 얼마나 예쁜 분홍색이었나 몰라. 내가 핑크는 여자 색이라고 생각했는데, 그때 그 저녁노을 때문에 핑크를 좋아하게 된 거 알아?" 거리에 숱한 '파리바○○'야, 고맙다. 간판에 에펠탑이 있는 너 덕분에 하루에도 몇 번씩 파리 여행을 되새기는구나.

여행지에서도 아이들은 어른과 다른 시각으로 여행을 합니다. 어른들은 유명한 곳, 이국적인 곳을 좋아하지만 아이들이 여행길에서 좋아하는 것은 의외로 표지판, 우리 동네와 다른 신호등 모양, 그런 것들이랍니다. 아직 아이들은 '이국적'이라는 느낌을 가질 만한 기존의 일상에 대한 관념이 없기 때문입니다. 그러니 낯선 이국의 사원에는 관심 없고, 그 앞에서 흙을 파고, 개미를 보느라 넋을 잃어서 부모에게 본전 생각이 나게 하지요. 그래서 좋기도 합니다. 해외 여행을 안 가도 별 상관없거든요. 매일 일상이 모험이요, 여행인 아이들에겐 동네 큰길가만 해도 멋진 여행지니까 말이에요.

『어떤 약속』(마리 도를레앙 글, 그림/JEI재능교육)도 일상을 낯설게, 마치 여행을 온 것처럼 느끼게 하는 데에는 최고입니다. 한밤중, 자고 있는 아이들을 엄마가 깨웁니다.

"애들아, 우리는 약속이 있잖아?"

아이들과 부모는 한밤중 숲속으로 달빛을 느끼러 갑니다. 어두워서 더욱 더 빛에 민감해지는 그림책입니다. 검게만 보이는 밤하늘이 사실은 얼마나 푸른빛으로 빛나고 있는지, 멀리 지나가는 기차의 불빛은 얼마나 처연한지, 밥상에 쏟은 깨알처럼 수수하면서도 가득한 별빛은 얼마나 마음속 깊이 박히는지요.

마지막 장을 펴면, 눈이 부십니다. 아마 아이가 태어나면 이런 일상을 살게 되겠지요. 멀리 가지 못하지만, 일상을 낯설게 보면서 그 안의 보석 같은 순간들을 발견해내는 것. 그러기까지 물론 이 책 속의 가족처럼 높은 산을 오르느라 힘들고 숨찬 시간들을 견뎌야겠지요. 하지만 괜찮아요. 솟아오르는 아침 해를 보기까지, 깊은 밤을 걸어야 하더라도 우리는, 잠시라도 놀이를 멈추지 않는, 가족이니까요.

아이와 함께 사는 일상은 모든 것이 달라지고, 또 모든 것이 달라지지 않습니다. 여행과 똑같아요. 매일 새로운 일이 벌어지고, 그 안에서 우리는 배웁니다. 원래 여행은 최고의 학교거든요.

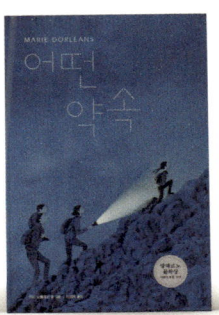

피가 되고 살이 되는 육아 15계명

아장아장 아가와 함께 정신없이 하루하루를 사는 그날, 당신이 떠올려야 할 육아 15계명입니다.

1. 하루에 한 번은 하늘을 보세요. 밖에 나가서 본다면 더 좋겠지만, 그럴 수 없는 날엔 창문으로 슬쩍이라도 보세요. 하늘을 보면서 철학을 하고, 명상에 잠기라는 게 아니에요. 그냥, 아무 생각 없이 흘낏 보는 겁니다.

2. 짧은 일기를 쓰세요. 하루에 딱 세 줄. 무슨 일이 있었

나 메모가 아니라 그 일 때문에 내 기분이 어땠나, 내 생각이 어떤가 딱 세 줄.

만약 종이 다이어리에 쓴다면 3년 일기장, 5년 일기장을 추천합니다. 한 해가 얼마나 빨리 지나가는지, 그리고 작년과 내가 얼마나 달라졌고, 얼마나 달라지지 않았는지 확실하게 알게 됩니다.

3. 수위 아저씨, 버스기사, 택배기사 분께 인사를 잘 합시다. 내 아이가 살아갈 세상을 함께 만드는 분들이십니다. 아이도 감사와 예의를 배울 기회이고요

4. 맛있는 반찬가게, 깨끗한 배달 음식점을 세 군데는 알아두세요. 모든 걸 다 내가 할 수는 없어요.

5. 일단 50리터 쓰레기봉투를 세 장 사세요. 뭘 버릴지 모르겠더라도, 봉투를 사고 나면 버릴 게 보입니다. 버리면 청소할 게 줄어들어요.

6. 읽지 않더라도 좋은 책은 사고, 입지 않을 작은 옷은 사지 마세요. 살 빼서 입을 수 있는 날은 오지 않아요.

7. 하루에 한 번 남편을 칭찬하세요. 정 할 말이 없으면 그냥 한 번 웃어주세요. 점점 칭찬할 만한 남편으로 바뀝니다.

8. 아무도 당신 머리 모양에 관심 없어요. 사람들은 생각보다 나에게 관심이 없답니다. 다른 사람 신경 쓰느라 나에게 화내지 마세요.

9. 당신 아이가 언제 걸었는가는 당신도 곧 잊어버립니다. 다른 집 아이와 비교할 필요 없답니다. 하루하루 조바심 내지 마세요.

10. 다른 아이에 관한 이야기는 하지 마세요. 동네 트러블 3분의 1은 없어집니다. 가능하다면 다른 엄마 이야기도 하지 마세요. 누가 다른 사람 이야기를 하면 그 자리를 떠나면 좋겠지만, 그러기는 쉽지 않죠. "아!"라고 대답하면 됩니

다. "어쩐지 느낌이 이상하더라", "그럴 줄 알았어", "내가 보기에도 그래", 이런 대답 노노!

11. 사촌이 땅을 사면 기뻐하세요. 돈 빌리러 오는 것보다 백배 낫습니다.

12. 미혼 친구가 잘나가면 진심으로 축하해주세요. 바로 우리가 그토록 갖고 싶어 하는 인맥이니까요.

13. (그게 무엇이든) 그게 없어도, 당신의 아이는 잘 자랍니다. 걱정 마세요!

14. 지금 해외 여행 가봤자 고생인 거 아시죠? SNS를 닫으세요.

15. 힘들 땐, 도와달라고 하세요. 말하지 않으면 힘든 줄 아무도 모른답니다.

여기, 최선을 다하다가 쓰러져버린 엄마가 있습니다. "엄마, 이것 좀 들어주세요. 내 보물이에요"라는 아이의 부탁뿐 아니라, "가는 길에 이 물건 좀 전해줄래요?" 이웃의 부탁까지 착하게 다 도와주고 앞장서서 해결해주던 엄마가 결국 쓰러집니다. 원제가 The Strongest Mum인데요, 가장 강한 이유는 힘들 땐 힘들다고 말할 수 있기 때문이랍니다.

뭐든지 다 들어 있는 요술주머니 같은 엄마 가방, 엄마의 마음을 그대로 따라 배우는 아이, 사랑스러운 뒷표지의 바코드, 생생한 육아 현장까지, 볼거리가 많은 책이에요.『우리 엄마가 세상에서 최고!』(니콜라 켄트 글, 그림/사파리)입니다.

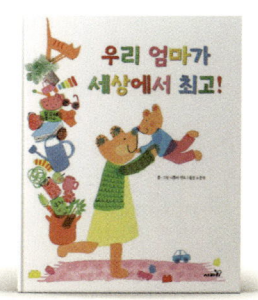

네가 태어나기 전에 엄마는
놀이기구를 타는 것만큼 신나는 게 없다고 생각했어.
그런데 지금은 네가 놀이기구를 탈 만큼
키가 컸다는 게 가장 신이 나.

_『엄마가 고마워』

(카로나 드루몬드 글, 에스텔 코르키 그림/예꿈)

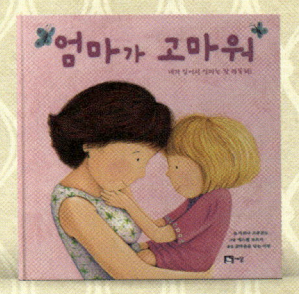

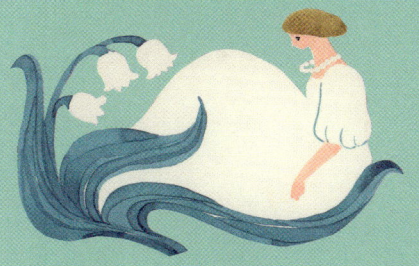

4부

우리 가족의
두 번째 시즌

새로운 가족을 맞이하는 시간

완벽한 출산

 『아가야, 안녕?』(제니 오버렌드 글, 줄리 비바스 그림/사계절출판사)은 출산 과정이 가장 적나라하게 묘사된 책이에요. 농장집 세 남매는 네 번째 동생을 기다립니다. 엄마는 바람이 울부짖고 구름이 미친 듯이 내달리는 숲속을 걸어 다녀요. 그래야 아기가 잘 나온대요.

 "엄마가 마구 소리를 질러도 놀라지 마. 원래 아기를 낳을 땐 다 그래. 그래야 덜 힘들거든."

 엄마는 마음껏 소리를 지릅니다. 엄마가 아이의 눈치를 보지 않고 고통의 소리를 지르고, 아이는 엄마를 걱정하면서도 "온 동네에 우리 집에 아기가 태어나는 걸 다 알리는 거야"라고 자연스럽게 받아들이는 모습이 참 인상적입니다. 엄마를 위해 아빠가 음악도 틀어주고 안아주는 것도 인상적이고요.

엄마는 아이들이 옹기종기 앉아 지켜보는 가운데 아기를 낳습니다. 엄마의 다리 사이로 작고 동그란 머리가 나오는 장면이 커다란 책 가득히 펼쳐진답니다. 엄마의 몸과 푸르스름한 탯줄이 그대로 연결돼 있는 쪼글쪼글한 아기의 모습이며, 쟁반에 놓여진 커다란 태반 그림을 보고 놀라는 독자들도 많습니다. 저는 아이를 둘이나 낳고도 아이를 낳는 현장이 이런 줄 이 그림책을 보면서 새삼 알게 된 부분도 있답니다.

저는 그중에서도 꼬마 형이 엎드려 갓 태어난 아기와 눈높이를 맞추는 장면을 제일 좋아합니다. 동생이 태어나는 현장을 지킨 형. 자기의 잠자리를 물려주고 어엿하게 말합니다.

"네가 세상에 태어난 첫날 밤이야. 잘 자."

전 두 아이 모두 제왕절개 수술로 낳았습니다. 첫째 때는 별 고민 없이 의사 선생님이 수술 케이스라고 하니 했는데, 이후 인터넷이며 육아서 등을 보니 자연출산을 하는 것이 아주 중요하다는 겁니다! 아이가 스스로 좁은 산도를 헤쳐 나오며 삶에 대한 의지를 불태우고, 마침내 태어났을 때 어려움을 극복해낸 자신에 대해 긍정적 자아관을 갖게 된다는 글을 보고 제가 얼마나 속상했는지 모릅니다.

둘째는 반드시 자연출산을 하겠다고 마음먹었으나 브이백, 즉 제왕절개 후 자연출산을 함께 해줄 의사를 주변에서 찾기가 쉽지 않았습니다. 하긴 찾았어도 소용없었을 거예요. 둘째는 34주에 태반조기박리로 응급수술을 했으니까요. 아내가 죽을 수도 있다는 내용의 수술 동의서에 사인을 하고 울었던 남편은 저와 아이가 무사한 걸 알고 또 울더군요. 저도 옆에서 같이 울었습니다.

"둘째도 자연출산을 못 했어. 엄마가 부실해서 아이들을 출발부터 어긋나게 만들었네. 엉엉엉."

지금 생각해보면, 제왕절개 출산보다 더 나쁜 것은 엄마의 불안함과 죄책감, 우울일 텐데 저는 왜 그렇게 괴로워했나 모르겠어요. 내 아이에게 완벽한 환경을 주고 싶은 소망이 너무 컸기 때문이겠지요.

나중에 제 얘기를 듣고 친구들이 그러더군요. "넌 그래도 모유수유 했잖아! 나는 분유밖에 못 먹였다구. 모유수유 한 애들이 아이큐 좋다는 연구도 있다는데…." "네가 모유수유를 안 한 게 아니고, 네 아들이 모유를 거부한 거잖아. 왜 네가 죄책감을 느끼는 거야?" 또 다른 친구는 말했습니다. "병원에서 낳은 이상, 그게 그거야. 제일 평화롭게 낳으려면 우리 모두 가정 출산을 했어야 했어!" "가정 출산은 아니더라도 남편을 출산 현장에 있도록 할걸 그랬어. 출산 과정을 함께 느끼게." "그것도 아니래. 남편이 아내 출산 현장을 보고 충격받는 경우도 있다던데?"

그때는 서로가 더 낫다고 부러워했는데요, 이제는 압니다. 우리는 각자에게 가장 적당한 방법으로 출산과 육아를 하는 것일 뿐이라는 사실을요. 누구도 출산 과정에 대해 죄책감과 우울감을 느낄 필요는 없다는 걸 말입니다. 만약 지금 저처럼 "이게 더 낫다는데"라며 괴로워하는 분이 계시다면, 정말 그럴 필요 없다고, 최선을 다하되 결과에 대해서 쿨하게 받아들이시라고 자신 있게 말씀 드립니다.

그게 사람 계획대로 되는 게 아니거든요. 아이에게 가장 좋은 건 모유수유나 자연출산이 아니라 '행복한 엄마'랍니다. "너를 만나 기뻐", "널 만나는 건 힘들었지만 최고 멋진 일이야"라고 속삭여주는 다정한 엄마와 축복해주는 가족들. 그 이상 완벽한 출산은 없답니다.

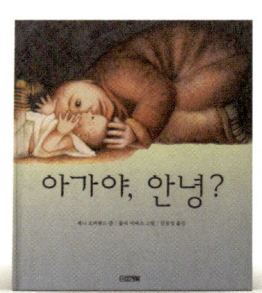

동생이 태어나는 건

 흔한 말로 그러죠. 동생이 태어나는 건 '첩 본 조강지처' 심정이라고요. 남편이 낯선 여자를 데리고 와 "오늘부터 우리 집에서 함께 살 거야. 물건들도 사이좋게 함께 쓰고, 처음 와서 힘들 테니까 당신이 특별히 잘해줘야 해, 알았지?" 한다면….

 상상만 해도 그 기분이 어떨지 끔찍합니다만, 그래도 저는 이런 식의 설명이 그다지 마음에 들지 않습니다. 어떻게 그거 하고 그거가 같냐고요. 동생이 생겨서 낯설고 힘들 큰아이의 심정이야 백번 이해하지만, 그건 새로운 사람과 함께 지내야 할 때 누구라도 겪을 수 있는 불편함이죠. 심지어 부모도 새로운 아이가 생기면 불편한걸요. 새로운 누군가와 함께 살아야 할 때 느낄 수 있는 힘듦에 서로 공감하고 어떻게 극복해나갈지 함께 찾아보는 것과 "너, 너무너무 괴롭겠다. 정말 미안해. 네가 심술을 부리는 게 당연해. 전부 엄마 아빠 잘못이야"라며 동생이 생기는 것을 '괴로운 일'로 치부해버리는 것과는 전혀 다른 이야기입니다.(저는 '중2병'이란 말이 생긴 후로, "나 건드리지 마. 사춘기인 거 몰라?" 아이들의 사춘기가 더 대놓고 극성맞아진 게 아닌가 생각하는 사람이기도 합니다.)

그래서 저는 아이들의 마음을 공감해준다며 "동생 싫어!" 대놓고 말하는 책은 조금 불편합니다. 대놓고 "동생 꼴도 보기 싫어" 하면 속이야 후련하겠지만, 어쩌면 아이는 자신의 복잡한 감정을 '미움' 하나로 정해버릴 수도 있습니다. 아이라고 동생이 싫기만 하겠습니까? 첫째 아이가 워낙 동생 낳아달라고 해서 어쩔 수 없이 둘째를 낳았다는 집들이 얼마나 많은데요. 어떨 땐 좋고, 어떨 땐 싫겠지요. 두렵겠지요. 그 감정을 어떻게 밉고 싫기만 하다고 하겠습니까. 아이들은 때로 공감을 해줬더니 '허락'인 줄 알기도 합니다. "밉지? 이해해"라는 말을 어쩌면 "미워해도 돼"라고 알아듣기도 하는 겁니다.

사실은 저야말로 둘째를 임신한 내내 큰아이에게 죄책감을 느꼈습니다. 큰아이가 얼마나 힘들고 괴로울지 지레짐작하면서 전전긍긍했죠. 만약 지금 셋째를 낳는다면 아이들에게 좀 더 태연하게 말해주고 싶어요.

"동생이 태어나면 너는 불편한 게 많을 거야. 아기를 돌보는 게 원래 엄청 힘든 일이거든. 하지만 우리 같이 헤쳐 나가 보자. 동생 때문에 재미있는 일도 틀림없이 많을 거야. 우리가 재미있는 일을 많이 가르쳐주자. 어때?"

설렘도, 두려움도, 불편함도, 즐거움도 모두 당연한 감정이고, 동생뿐만 아니라 인생을 살다 보면 다 겪어야 하는 것이라는 걸 아이도 엄마도 배워야지요.

영국 그림책 작가 존 버닝햄과 아내 헬린 옥슨버리가 함께 쓴 『동생이 태어날 거야』(웅진주니어)는 아이에게 동생에 대해 어떻게 이야기할지 좋은 사례가 되어준답니다. 엄마는 봄부터 큰아이에게 알려줍니다. "가을이 되면 동생이 태어날 거야." 식당에서 아이가 묻습니다. "동생은 커서 뭐가 될 건데요?" "어쩌면 요리사가 될 수도 있겠지?" 아이는 동생이 만든 건 아무것도 먹지 않겠다고 합니다. 엄마의 대답은요? 엄마는 그저 웃기만 합니다. 아이는 동생이 혼자 요리하는 모습을 상상하지요. 음… 어떡하지요? 동생이 요리하면 절대 안 먹겠다고 했는데, 요리하는 게 꽤 재미있어 보이네요. 같이 하자고 할까요, 말까요?

여름에 엄마가 동물원에서 또 말합니다. "동생은 동물원에서 일을 할지도 모르지." 큰아이는 조금 걱정이 됩니다. 동생이 호랑이에게 잡아먹히면 어쩌지요? 어쩌면 잡아먹히기를 기대하는지도 모릅니다. 큰아이가 말하거든요. "엄마, 동생이 꼭 필요한 것도 아니잖아요. 오지 말라고 하면 안 돼요?" 엄마는 야단도 치지 않고, 공감해주지도 않습니다. 정답게 큰아이를 바라볼 뿐입니다. 결국 아이는 늦가을, 기대에 차서 동생을 만나러 병원으로 간답니다. "요리사가 되든, 사육사가 되든 난 동생을 사랑해줄 거예요."

아이는 자신의 감정을 비난받지도, 격려받지도 않고 자연스럽게 받아들이고, 봄부터 가을까지 천천히 정리합니다. 아아, 임신 기간이 그리 긴 것은 큰아이를 위해서일까요?

하여간 이 책을 읽은 제 친구들이 가장 많이 한 얘기는 이겁니다. "이 엄마는 큰애도 어리고, 임산부인데도 참 이쁘게 입고 다니네." 엄마의 패션 센스도 볼 만하고, 일상의 모습 하나하나가 다 따뜻하고 예쁜 책입니다.

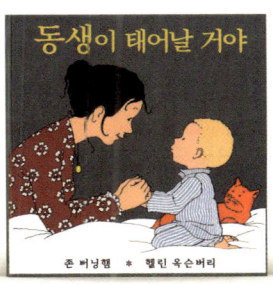

엄마의 첫사랑은 영원히 너야

『조금만』(타키무라 유우코 글, 스즈키 나가코 그림/한림출판사)은 그림책 태교 강연 시간에 소개할 때마다 둘째를 임신한 분들이 눈물을 주룩주룩 흘리는 책이랍니다.

그림을 보니 아이가 다섯 살쯤 되었나 봐요. 단비는 동생이 태어난 후 "조금만"이라고 하는 경우가 많습니다. 목이 말랐는데, 아가 동생이 울어요. 그래서 엄마가 동생을 돌보는 동안, 단비는 우유를 직접 따라 먹습니다. 처음이라 무거워서 '조금만' 따랐지만 괜찮아요. 그네도 이웃집 친구는 엄마가 밀어주는데, 단비는 혼자 발을 굴러서 탑니다. 처음 해 보는 것이라 그네가 '조금만' 올라갔지만 참을 수 있습니다.

동생이 생기는 바람에 갑자기 성숙해지기를 요구받은 첫째의 모습이 그림책 내내 나옵니다. 혼자서 "조금만", "조금만" 하는 단비의 어깨는 어쩌면 이렇게 조그맣고 아기 같을까요?(함께 그림책을 읽는 엄마들은 벌써 울기 시작한답니다.)

단비는, 괜찮습니다. 동생이 생기기 전보다 조금밖에 할 수 있게 된 일이 많지만, 딱 그만큼 직접 할 수 있게 된 것도 늘어나고 있거든요. 단추도 잠글 수 있게 된걸요.

어느 날, 단비가 엄마에게 말해요.

"엄마, 나 졸린데, 조금만… 안아주면 안 돼요?"

엄마는 빙그레 웃으며 대답합니다.

"조금만이 아니고, 많이 안아주고 싶은데?"

단비가 얼마나 활짝 웃는지 모릅니다.

'그날은 동생이 조금 기다렸어요.'

저는 마지막 장면에서 울컥했습니다. 단비가 동생을 안아주고 있거든요. 엄마가 단비를 많이 안아주었더니, 단비가 동생을 많이 안아줍니다. 책에서 내내 '조금만', '조금만' 하는 상황들이 나오지만, 마지막 장면만 '조금만'이 아닙니다. '많이'예요. 단비는 동생이 생긴 후, 많이 자랐거든요.

어떻게 해도 큰아이에 대한 미안함을 없앨 수는 없습니다. 엄마 아빠가 할 수 있는 건 한 가지밖에 없답니다.

너의 사랑을 나눠 가지는 게 아니야.
그냥 다른 사랑이 하나 더 생긴 거야.
엄마의 첫사랑은 너야.
잊지 말아줘,
넌 영원히 엄마의 가장 소중한 아가라는 것을.

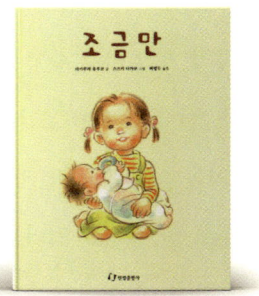

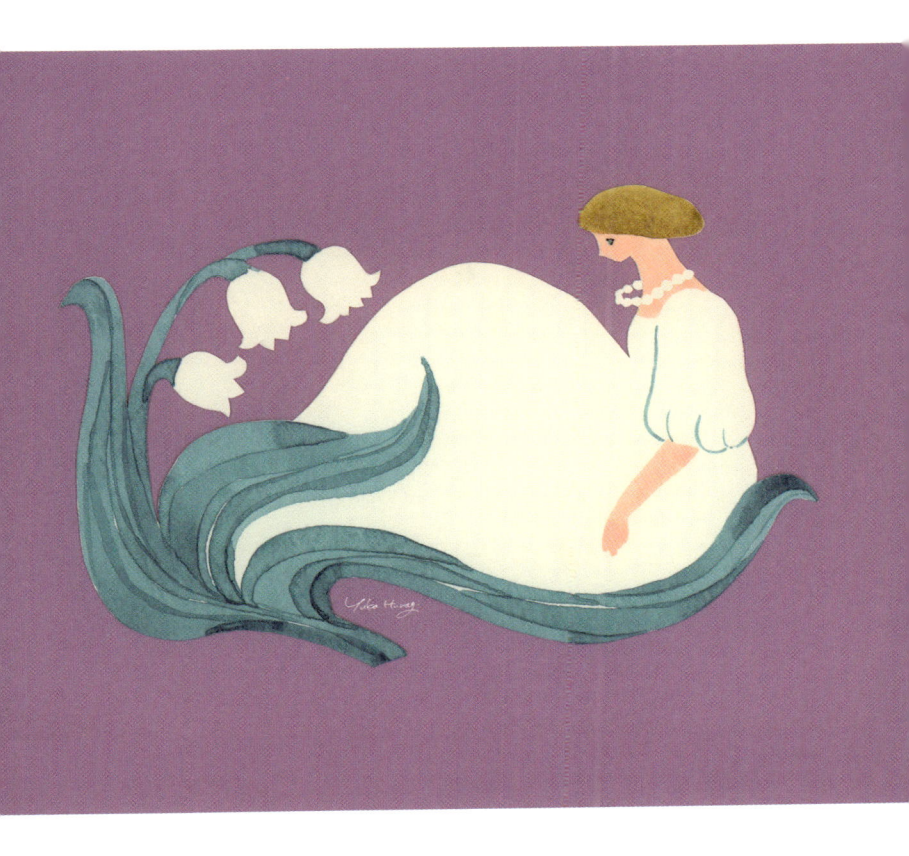

아, 그래도 미운 걸 어떡해

 이번엔 제가 읽다가 그만 펑펑 울었던 책이 있어요. 『열까지 세면 엄마가 올까?』(마루야마 아야코 글, 그림/나는별)입니다.

 별이는, 엄마가 동생 봄이만 이뻐한다고 생각해서 가출을 합니다! 그런데 가출을 하면 엄마가 자기를 데리러 올 줄 알았는데…. 안 오는 겁니다. 열까지 세면 엄마가 올까? 하나 아아아아아 두우우우우울 세에에에에엣…. 아무리 느리게 세어도 엄마는 안 옵니다. 정말 끝까지 안 올까요?

 저는 이 책을 처음 읽었을 때, 별이의 삐진 눈, 화난 눈,

올챙이 같은 눈이 너무너무 부러웠습니다. 저희 집 첫째 꽃님이는 다섯 살에 동생이 태어났을 때, 저런 표정을 짓지 못했거든요. 동생이 두 달이나 먼저 나와서, 죽을지 살지 몰랐기 때문입니다. 원인 모를 하혈 때문에 입원과 퇴원을 번갈아 하다가 "죽어도 병원 잘못 아닙니다" 수술 동의서를 쓰고 응급수술로 아이를 낳았기 때문에 산모와 아기 중에 누가 어떻게 될까 봐 분위기가 살벌했지요. 그런 바람에 꽃님이는 차마 동생 본 누나 심정을 알아달라고 저런 삐진 눈을 한 번도 못했습니다.

"꽃님이는 동생을 안 타네요. 정말 이뻐하고, 참 잘 돌봐요. 역시 마음을 읽어주며 그림책 육아를 했더니, 이렇게 빛을 보나 봐요."

엄마는 여기저기 자랑하기에 바빴지요. 그런데 허허. 동생 꽃봉이가 돌이 되던 가을, 동생이 좀 사람다워지고, 엄마도 안 죽을 것 같자 꽃님이는 심인성 빈뇨증을 앓기 시작했습니다. 신체상으로는 아무런 이상이 없는데도 10분마다 화장실에 갔어요. 하필이면 추워질 때라, 한 번 갈 때마다 옷 벗고 입기가 얼마나 힘들었던지요. 엄마가 끽소리 않고 5분마다 안고 화장실에 동생 없이(!) 둘이 딱 들어가서 자기만 바라보고, 자기 말만 듣고, 우리 둘만 눈 맞추고 이뻐하기를 하루 20번씩 100일쯤 하고 나서야 빈뇨증이 없어졌습니다.

'별이처럼 이렇게 눈을 치켜뜨고 감정표현 다 할 수 있었더라면, 나의 소중하고 귀한 아기가 빈뇨증 따위 앓지 않았을 텐데! 동생 본 티도 낼 수 없을 만큼, 강제로 성숙해야 할 만큼, 불안하고 무섭지 않았을 텐데!'

오랜만에 그림책을 보면서 펑펑 울었습니다. 그래서 저는 그림책 속 별이가 미운 표정을 하고 있는 것이 너무너무 이쁩니다. 다섯 살 꽃님이에게 이렇게 말해주고 싶습니다.

"꽃님아, 우리 이 표정 같이 해볼까? 동생이 미운 게 아니라, 내 맘을 몰라주는 엄마가 미운 건데. 그치?"

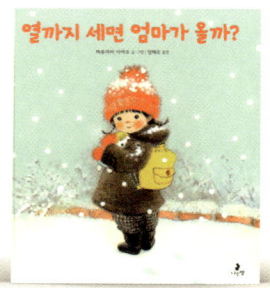

탄생신화 창작 타임

10년 전, 제가 아이들과 제주도에서 한 달 살기를 한 후 책을 썼는데요, 『제주도에서 아이들과 한 달 살기』(북하우스)의 독자 후기에 제주도와 상관없는 내용인데도 반응이 매우 뜨거운 부분이 있었습니다. "네가 태어나기 전 하늘나라 천사였는데, 어떻게 엄마 아기로 태어나게 됐냐면~." 여름날 아이들에게 들려준, 이른바 탄생신화!

첫째 딸 꽃님이는 동생 탈까 봐 탄생신화 버전도 여러 가지였어요. 첫사랑 버전. "세상에 아무리 자식이 똑같이 이쁘다 해도, 널 처음 키울 때 느꼈던 그 느낌은 정말 특별해. 너 첫눈 왔을 때 기억나? 하얗게 쌓인 눈밭에 딱 첫발을 딛는 기분. 하얀 눈 위에 작고 귀여운 발자국 하나. 그게 바로 너야."

'너 때문이야' 버전도 있습니다. "꽃님아. 꽃봉이가 저기 사고 쳤다. 또 물을 쏟았구나. 니가 가서 닦아라. 저런 장난꾸러기를 엄마가 왜 낳았겠니? 다 너 때문이야. 니가 하도 예쁘고 착하고 멋지고 좋아서, 아아 이런 아이가 둘이면 얼마나 좋을까 하고 둘째 꽃봉이를 낳았거든. 그러니까 너 아니었으면 꽃봉이는 못 태어났어. 니가 조금만 덜 멋졌으면 엄마가 아기를 둘 갖겠다는 생각을 왜 했겠니? 애 키우는 게 얼마나 힘든데! 그 힘든 걸 견디겠다고 각오한 이유는 다 너 때문이야. 그러니 니가 멋졌기 때문에 태어난 아기가 저지르는 사고는 니가 책임져야 하지 않겠니? 빨리 가서 방 닦아라." 이러면 첫째가 얼마나 좋아했나 몰라요.

그래도 역시 '넌 천사였어' 버전을 제일 좋아했죠. "어느 날 꿈에, 하나님이 아기를 한 명 데려가라길래 쭉 누워 있는 아기들을 보러 갔어. 그런데 아기들보다 그 아기들을 지켜주는 천사가 너무너무 예쁘고 귀여운 거야. 그래서 하나님한테 막 졸랐어. '저 천사 아니면 안 낳을래요.' 엄마가 하도 졸랐더니, 하나님이 '아이고 내가 졌다 졌어. 천사야. 저 아줌마 따라가라' 그러더라. 그래서 너 등짝에 날개 달렸던 자국 있잖아. 여기 등뼈, 이게 보통 뼈가 아니야.

그런데 말이야. 그 천사가 '저도 아줌마가 울 엄마 했으면 좋겠는데요, 저는 동생이 있어요!' 세상에 어떡해. 그 천사가 동생이 있다는데, 그럼 동생이랑 떼어놓니? 어쩔 수 없이 엄마가 양보했지. '알았어요. 정말 애 낳기 싫지만, 이 천사님이 제 딸이 된다면 제가 둘 낳을게요.' 너 그때 왜 그랬냐? 꽃봉이 떼어놓고 올 수 있는 절호의 찬스야, 왜 꼭 같이 온다고 그랬어?" 그러면 꽃님이는 진짜 진지하게 후회하는 표정을 짓곤 했답니다. 흐흐흐.

그런데 둘째 꽃봉이가 슬슬 자라니, 이런 얘기를 다 알아듣더라고요. 그래서 2탄을 만들었습니다. "꽃봉아. 누나가

천국에서 아기 돌보는 천사였던 거 알지? 엄마가 왜 그 천사님을 꼭 딸로 삼으려고 했는지 알아? 그건 말이야. 그 천사님 동생 때문이었어. 천사님 뒤로 동생 천사가 쫄랑쫄랑 따라가는데, 세상에! 너무너무 깜찍하고 멋있어서 엄마가 홀라당 발라당 첫눈에 반해버렸지 뭐야. 그래서 저 아기 천사를 꼭 엄마 아들로 삼아야겠다, 하니까 하나님이 그럼 누나랑 세트로 데려가라고 하더라. 뭐, 누나 천사님도 예쁘고 좋더라. 그래서 냉큼 '예, 하나님 감사합니다. 그럼 누나부터 데려갈 테니까, 50개월 후엔 꼭 아기 천사도 보내주세요' 한 거야.

   그런데 그 아기 천사, 얼마나 개구쟁이였는지, 넌 니가 무슨 장난 했는지 기억나? 지나가는 천사들 날개 깃털을 몰래몰래 톡 뽑았던 거 생각나? 그러면 어른 천사들이 '앗, 따가워. 누구야?' 하고 보면, 너는 벌써 호로롱 날아가버린 거야. '아이참, 누가 내 날개 깃털을 뽑은 거야? 그냥 뽑혔나?' 하고 지나가면 니가 또 몰래 다가가서 톡 뽑고. 천사들 머리에 링 있는 거 알지? 그 링 갖다가 고리 던지기 하고, 좀 뚱뚱한 천사들은 그 링도 크거든. 제일 큰 링 몰래 가져다가 훌라후

프하고. 넌 하늘에서도 땅에서도 장난꾸러기구나."

 이 탄생신화를 얼마나 유용하게 써먹었는지 모릅니다. 여름밤 잠 못 들고 칭얼거릴 때, 놀이터에서 다른 아이와 싸우고 속상해할 때, 식당에서 심심하게 기다릴 때… 수십 번 이야기해주었으니까요. 들어도 들어도 질리지 않는지 두 아이 모두 자기 탄생신화를 지금도 좋아합니다.
 제일 재미있는 탄생신화를 지어내보세요. 팁을 드리자면 아이들은 더러운 이야기를 좋아한답니다. 이야기 흐름이 막힐 땐 ×얘기를 넣어주세요.(예: "그때! 하늘에서 똥비가 내리기 시작했어." "그런데 너무 배가 고픈데 눈앞에 뭐가 나타났어. 그건 바로! 그래 그거였어….")

 자기가 천사였다는 걸 믿지 않는 아이에겐 이 그림책을 보여주시는 겁니다. "이게 그때 일을 엄마가 써놓은 거야." 태어나기 전, 엄마를 찾아다니는 명랑하고 사랑스런 아기의 모습을 그린 책,『태어나 줘서 고마워』(니시모토 요우 글, 구로이 켄 그림/아이세움)입니다.

콩닥콩닥 콩닥콩닥

엄마 소리가 들려요.

따뜻한 엄마 숨결이 느껴져요.

난 엄마의 아기로 태어날 거예요.

엄마에게 듣고 싶은 말이 있어요.

"태어나 줘서 고마워."

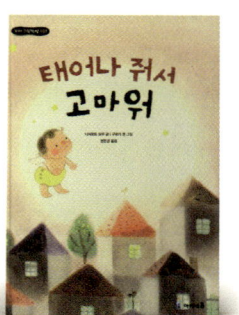

간섭과 관심 사이

 혹시 하루에도 몇 번씩 "몸은 괜찮냐?" 안부전화를 받고 있지는 않으신가요? 아기를 낳은 후 깜짝 놀랐습니다. 남편과 나, 2인 가족에 분명히 늘어난 수는 아기 1명인데 어느새 7인 가족이 되더라고요! 먼 도시에 사는 아들과 딸이 어떻게든 가정을 꾸리고 자기들끼리 살고 있으니 됐다며 다소 한발 떨어져 계시던 양가 부모님이 아기를 낳으니 우리 가정으로 훅 들어오셨습니다.

 안부전화는 이제 자식인 우리가 가끔 드리는 게 아니라, 할머니 할아버지가 매일 아기에게 드리는 것이 되더군요.

"오늘 잘 지내쪄요? 그래쪄요? 밥 먹었쪄요?" 쑥스럽지만 옆에서 아기인 척 대답을 해드리기도 하고, 아기가 웃으면 내가 더 자랑스러워지는 안부전화….

영상통화에 너무나 즐거워하는 할머니 할아버지(바로 우리의 엄마 아빠!)를 보노라면 뭔가 효도를 한 것 같아 기쁘면서도 저는 금방 불편해졌습니다. 간신히 아기를 재웠는데 전화벨이 울리기도 하고, "아침밥은 먹고 다니니?", "배달음식 시켜 먹지 말고 제철음식 해먹어라", "주말에는 뭘 하니? 한번 다녀가라. 아기 보고 싶어 눈병 나겠다", 사랑과 관심이 때로는 간섭으로 느껴지고, "네가 뭘 알아? 내가 널 키울 때는~" 이런 말이라도 나올라치면 숨어 있던 상처까지 들추어지지요. 20대를 내내 혼자 살았던, 지나치게 독립심이 강했던, 그러면서도 선배 엄마의 인도가 너무나 필요한 초보 엄마였던 저는 그 사랑이 큰 만큼 버거웠습니다.

나중에 보니 저만 그런 것이 아니었어요. 직장에 나가느라 아기를 조부모에게 맡기거나, 아예 살림을 합친 경우, 새로운 가족의 등장(!)은 더더욱 고맙고도, 더더욱 힘든 일이 되더라고요.

하지만 너무 겁먹지는 마세요. 아무리 유대감이 없이 살아온 사람이라도 대부분 아기를 낳고 키우면서, 내가 예전에는 아기였고 나를 있게 한 존재에 대해 깊은 감정을 느끼게 되거든요. 아기뿐만 아니라 다른 가족들의 등장에 놀라지 말고, 기꺼운 마음으로 준비하시면 좋겠습니다.

『세 엄마 이야기』(신혜원 글, 그림/사계절출판사)는 자그마치 모녀 4대가 등장합니다! 엄마가 콩을 심고 어떻게 해야 할지 모르자, 엄마의 엄마를 부릅니다. "엄마, 도와줘!" 엄마의 엄마가 잘 모르는 건 엄마의 엄마의 엄마가 와서 알려주지요. "엄마, 도와줘!" 밭 갈고 콩 심고 풀 뽑는 건 젊은 엄마가 더 잘할 거 같은데, 꼬부랑 할머니가 된 엄마의 엄마의 엄마의 엄마가 가장 잘하시는 건 왜 그럴까요?

그저 경험이 많기 때문만은 아닐 겁니다. 내 딸의 문제니까! 내 딸의 딸의 문제니까! 경험과 함께 사랑의 결도 그만큼 깊기 때문이 아닐까요?

아이를 낳으면 아이와도 새로 만나고, 나 자신과도 새로 만나고, 부모님과도 새롭게 만나게 됩니다. 때론 싸우고 대들고 원망스럽다가도 그 마음에 뭐가 있었는지, 이해할 수 없었던 그 마음을 하나씩 알게 되거든요. 어느 드라마에서 들은 대사가 생각납니다. "하여튼 밥 처먹어주는 것도 유세지, 유세여. 지 애미는 기냥 '밥 먹었냐' 묻는 게 일이고 자식새끼는 툭하면 '나 밥 안 먹어' 이 지럴 허는 게 유세지." 내가 부담스러워하는 관심, 참견이라고 화냈던 그 대화들이, 그렇습니다, 사랑이라는 것을 발견하는 과정이 바로 육아가 아닐까요.

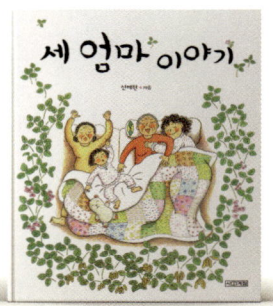

한두 군데 멍드는 일쯤은 아무것도 아니지

 아이가 어릴 땐 엄마가 이끌어줘야 하지만, 자랄수록 나란히 서서 걸어야 하고, 10대 중반을 넘어서면 어느 순간부터는 부모가 아이들의 뒤를 따라가야 한다더군요. 그러다 마침내 아이가 훨훨 세상으로 날아갈 수 있도록 떨어질 수 있어야 할 텐데요. 아이가 날아가는 것이 이별이라고, 나를 거부하는 것이라고 생각하지 않아야겠지요.

 『꼭 잡아 주세요, 아빠!』(진 윌리스 글, 토니 로스 그림/베틀북)에 아이와 떨어지는 순간을 경험하는 아빠가 나옵니다.

아빠가 딸에게 자전거를 가르쳐주는 중이에요.

"아빠, 자전거 놓으면 안 돼요. 꼭 잡아주세요!"

"그럼. 아빠가 꽉 잡을게."

하지만 자전거 타는 법을 배우기 위해서는 아빠가 자전거를 놓아야만 합니다. 아이 몰래, 슬쩍 자전거를 놓자 아빠가 꼭 잡고 있다고 믿으면서 안심한 아이는 제 발로 힘차게 구르며 세상을 향해 달려나가지요. 그런데 이번에는 아빠가 불안해집니다. 어느새 그렇게 멀리 가버린 딸이 혹시나 돌아오지 않으면 어떡하지요? 혼자 가는 아이가 든든하면서도 뒤에 남은 아빠는 외롭습니다.

"널 놔준다는 건 끔찍이도 어려운 일이구나."

그때 아이가 대답합니다.

"아빠, 나 여기 있어요. 이제는 제가 아빠를 꽉 잡을게요."

> 애야, 세상 어디든 미끄러운 비탈은 있고, 오르막과 내리막, 울퉁불퉁한 길도 있단다. 가기 힘든 길은 늘 있을 거야. (…) 하지만 언덕 위에 올라서서 보는 풍경과 머리카락을 스치는 바람의 느낌… 가고 싶은 곳은 어디든

갈 수 있는 자유, 혼자 힘으로 그 곳에 닿을 수 있다는 자신감. 그런 것들을 생각하면 까짓, 조금 넘어지는 일, 한두 군데 멍드는 일쯤은 아무것도 아니지.

저는 가끔 이 책을 꺼내봅니다. 내가 아이를 놓아주지 못해서 아이가 자전거를 배우지 못하는구나 반성할 때도 보고요, 제가 넘어져 아플 때도 읽습니다. 머리카락을 스치는 바람의 느낌을 떠올리면 이깟 멍쯤 이겨내보자, 힘이 나거든요.

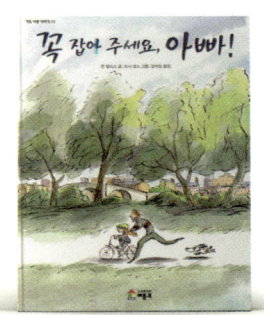

지금 이 순간 필요한 건, 초긍정 파워!

저는 고3인 첫째 딸, 중2인 아들에게 아직도 그림책을 읽어준답니다. 고3과 중2, 만만찮은 구성이지요? 중2인 아들이 그러더라고요.

"엄마, 나는 진짜 불쌍해요. 나름대로 열심히 살아서 간신히 중2가 되었는데! 누나는 고3이고 엄마 아빠는 갱년기예요! 나도 중2병 하고 싶은데!"

누나가 깔깔 웃으면서 대답하더군요.

"넌 내가 고3이라서 까칠한 거 같아? 성격이야. 앞으로 평생 까칠할 거니까, 니가 알아서 적응해."

하지만 이런 구성에도 그럭저럭 행복하게 살고 있습니다. 아이들은 세상을 향해 포효하는 사춘기를 보내더라도 집에서는 낄낄대고, 서로 놀려대긴 해도 싸우는 일은 드물거든요. 이게 저는, 그림책 덕분이라고 느낄 때가 많습니다. 그동안 함께 그림책으로 공감하며 떠든 순간들이 평온한 관계를 쌓아올린 것 같거든요.

부부 관계도 마찬가지입니다. 저는 밥을 먹거나 발톱을 깎고 있는 남편에게(그러니까 어디 도망 못 갈 때) 그림책을 들이밀며 "당신은 이 책 어떻게 생각해?" 하고요. 남편은 못 이기는 척 읽고 이야기해줍니다.

이성복 시인이 '시는 침술 같은 것'이라고 했습니다. 문제되는 부위를 정확하게 찔러 통증을 진정시키기 때문이지요. 투약이나 수술 없이도, 약간의 아픔만으로 고통을 제어할 수 있는, 그런 무언가가 바로 시라는 얘기에 저는 무릎을 쳤습니다. 그림책이야말로 제겐 명의의 침 한 방이에요. 수술 없이 고통을 달래주고, 웃음으로 아픔을 토닥여주는 것. 그 침은 공감과 유머입니다.

유머면 유머, 귀여운 그림이면 그림으로 요즘 가장 인기 있는 작가 중 한 사람인 요시타케 신스케의 『벗지 말걸 그랬어』(위즈덤하우스)를 보면 '아아, 내 아이가 이 책의 주인공처럼 자라면 좋겠다!' 싶습니다. 진작 알았으면 성격도 모르는 연예인 말고, 이 아이를 아침저녁으로 보면서 태교할걸!

주인공 아이는 윗옷을 벗으려다 그만 옷에 머리가 끼어버립니다. 옷은 뒤집어진 채 얼굴을 가리고, 노출된 배는 썰렁하네요. 어떡하죠? 평생 이러고 살아야 하는 걸까요? 주인공은 위기에 좌절하지 않고, 어떻게든 살아보려는 최고의 낙천성과 적응력을 보여줍니다. "옷 사이로 얼핏 바깥이 비쳐 보이니까 이대로 살아도 괜찮을 것 같아. 어쩌면 똑같은 상황인 애를 만나 친구가 될지도 모르잖아?"

아이가 이렇게 어떤 상황에서도 해결책을 찾아내고, 해결하지 못한다면 그 상황에서 좋은 점을 생각하는 인성을 가진다면 얼마나 좋을까요?

주인공은 어떻게 되었을까요? 바지라도 제대로 벗어볼까 하다가 바지도 발목에 걸려버립니다! 그러자 엄마가 와서 '빤스'까지 홀라당 벗겨버리지요. 그러고는 버둥대는 알궁둥이를 데리고 목욕탕으로! 역시, 엄마는 해결사입니다.

문득 엄마도 해결해주지 못하는 문제를 가진, 이미 엄마가 되어버린 나는 어떡하나 심란해지기도 합니다. 내 머리에 끼인 내 문제는 어떡하지? 벗지 말걸 그랬어. 하지 말걸 그랬어….

하지만 아이가 긍정적이기를 바라는 단큼 나 스스로도 긍정 파워를 발휘해야겠다는 결심을 해봅니다. 뭐 어때요? 옷이 머리에 끼었어도, 훌륭한 사람이 될지도 모르잖아요? 이 책의 주인공처럼요!

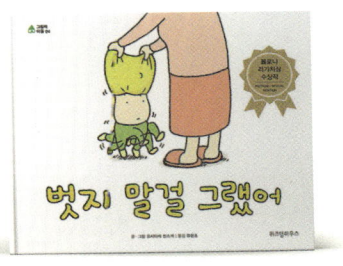

"마이너스 188크로네로는 뭘 살 수 있나요?"
"아무것도 살 수 없단다. 그 대신 너는 책을 읽거나,
나와 함께 정원에서 시간을 보낼 수 있지. 그건 공짜란다."

_『3 2 1』
(마리 칸스타 욘센 글, 그림/책빛)

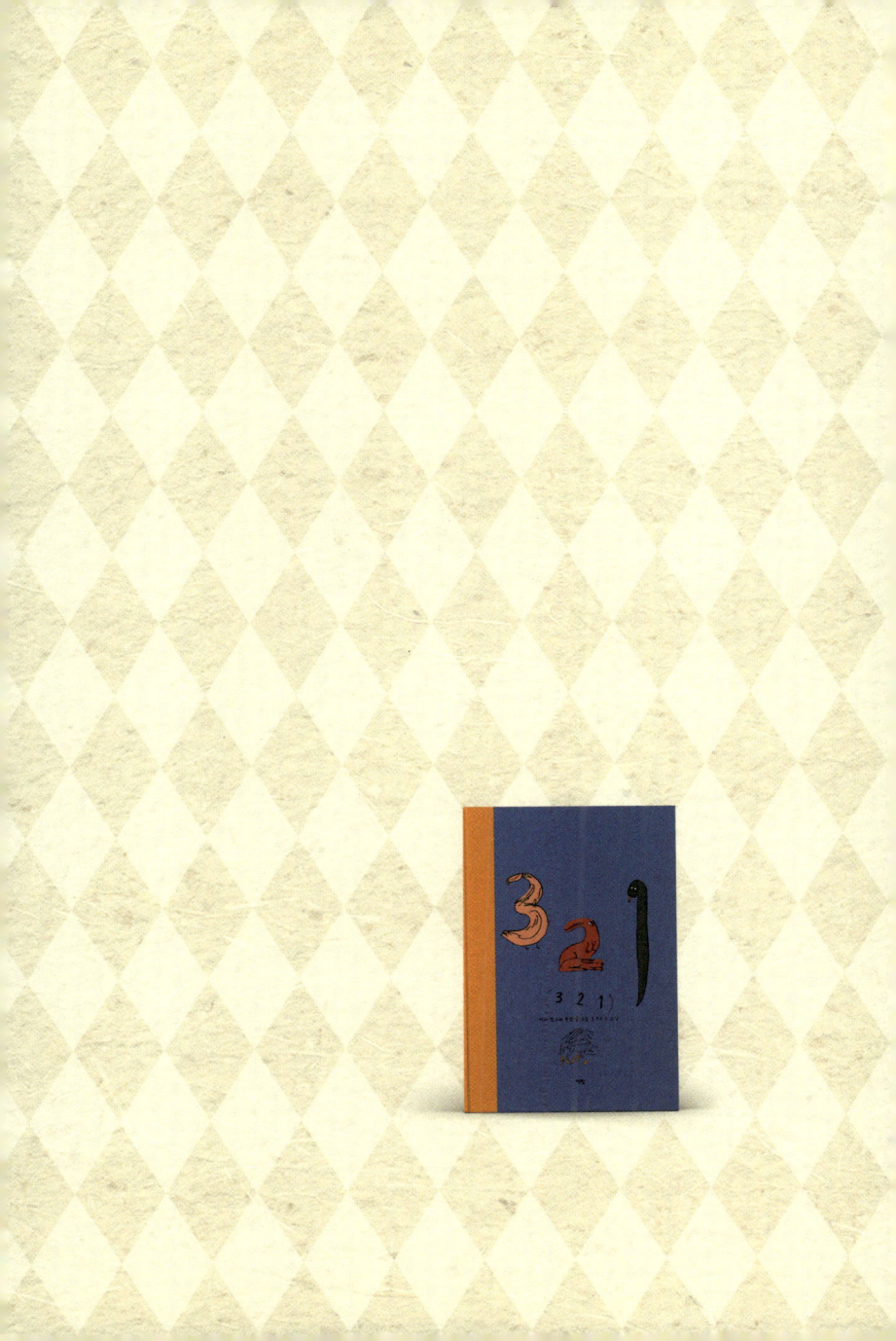

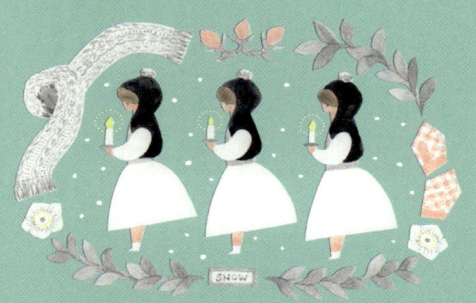

5부

사랑하는 사람과
필요한 거리는

사랑을 배우는 시간

내가 곰이 되어도 사랑할 거야?

 연예인들은 임신을 해도 배만 뽈록하게 나오던데, 저는 배보다 등이 먼저 투실투실 둥그래졌어요. 임신 기간 동안 배가 트는 것이야 그렇다 쳐도 엉덩이와 허벅지는 왜 튼 걸까요? 그래도 사실은 좋았습니다. 평생 이렇게 다이어트 걱정 없이 먹고 싶은 것 다 먹고, 눕고 싶은 대로 다 누워도 되는 때가 오다니요. 물론 적당한 운동을 해야 한다지만 평소 느끼던 다이어트 죄책감에 비하면 이건 아무것도 아니지요! 고맙다, 아가야!
 하지만 어느 날 배꼽이 불룩 튀어나왔을 때의 느낌은 잊을 수가 없습니다. 태어나 처음 보는 제 배꼽의 끝을 하염없이 내려다보다 깨달았지요. 아, 내 발가락이 보이지 않는군. 임신으로 인한 몸의 변화를 제법 즐기고 있던 저로서도 어쩐지 슬픈 아침이었습니다. 튀어나온 배꼽 옆에 난데없이 긴 털 하나가 있어서 더 낯설고도 슬펐습니다.

"그래서, 내가 이렇게 한 마리 곰같이 변했어도 사랑하느냐고 물었어." 운 좋게도 저는 같은 개월 수의 임산부 친구가 두 명이나 있었어요. 친구 남편의 대답은 이랬대요. "곰이면 괜찮게? 돼지랄까." 그날 돼지곰의 손바닥 스매싱 맛을 보여주었다더군요.

다른 친구는 펑펑 울었습니다. "희망이(친구 아가의 태명) 아빠는 내가 비록 이렇게 뚱뚱해졌어도 날 사랑한다더라." 사랑한다는데 왜 울었냐고요? "'비록 뚱뚱해졌어도'라고 하잖아! '비록'이라니. 내가 뚱뚱하다는 얘기잖아!" 친구야, 우리는 뚱뚱해진 것 맞거든.

호르몬의 파도 위에서 감정기복이 심했던 세 임산부들은 퉁퉁 부은 발을 서로 주물러주며 남편 흉을 보았습니다. 그리고 그날 우리는 아빠가 아기에게 쓰는 카드를 샀는데요, 그 카드를 보면서 남편을 용서했지요.

아내더러 돼지라 했던 센스 없는 남편은 아기에게 이렇게 썼더군요. "네가 기댈 수 있는 언덕이 될게. 더 좋은 사람이 될게. 더 순하고 더 용감해질게." '비록' 남편은 이렇게 썼습니다. "빨리 나와서 아빠랑 게임하자. 그리고 어제부터 아빠 운동 시작했다. 이제 아빠는 아프면 안 되는 사람이니까."

나중에서야 이 그림책을 보았습니다.『행복한 질문』(오나리 유코 글, 그림/북극곰). 여자가 자꾸 남자에게 묻습니다.

> "아침에 일어나 보니까 내가 시커먼 곰으로 변한 거야. 그럼 당신은 어떡할 거야?"
> "그야… 깜짝 놀라겠지. 그리고 애원하지 않을까?「제발 나를 잡아먹지는 말아줘.」그런 다음 아침밥으로 뭘 먹고 싶은지 물어볼 것 같아. 당연히 꿀이 좋겠지?"
>
> "그럼 당신이 눈을 뜨니까 내가 작은 벌레로 변해서 당

신 코 위에 앉아 있는 거야. 그러면 어떡할 건데?"

"아하! 여행을 떠나면 되겠다. 비용이 반으로 줄 테니 말이야. 당신을 위해 작고 예쁜 침대도 만들어 줄게. 그리고 살며시 입 맞추는 연습도 해야겠다. 행여나 당신이 다치면 안 되니까."

임신한 아내가 두툼한 팔로, 잔뜩 여드름 난 얼굴로 변한 자기 몸 때문에 속상해하고 짜증내거나 걱정할 때, 남편은 어떻게 대답해야 하는지 모범답안이 여기 있네요! 남편을 시험하지 말고 진작 읽어주고 가르칠걸 그랬어요. 그러곤 말해줄걸 그랬어요. "센스짱 농담만 해대는 남편이라서, 당신을 더, 더 사랑해."

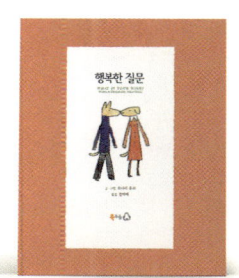

세상에서 가장
멀어지고 싶지 않은 타인

임신 기간 동안 뱃속에서 꿈틀대는 아이를 느끼면서, 기분이 아득해지는 순간이 있었습니다. 어쩌면 이 아이는 나와 성별도 다르고, 혈액형도 다를 텐데, 그런 존재와 내가 한 몸이라니! 행여나 수혈할 때 혈액형이 다른 피가 섞일까 봐 자동차 뒷창에 혈액형을 써놓을 정도로 민감한 문제인데, 아예 혈액형이 다른 사람이 나의 몸속에 있는데도 멀쩡하다니! 타인과 느끼는 일체감 중에 이보다 진한 것이 있을까요? 얼굴 한 번 보기도 전에 이토록 사랑해버린 타인, 아니 어떻게 이토록 한 몸인데 타인이라고 부를 수 있을까요?

제가 생각해도 무서울 만큼 사랑에 빠져버린 제게, 그래도 자식과 '적당한 거리'를 두어야만 한다고 아기가 스스로 말해왔습니다. 한창 아기가 꿈틀대는 주수일 때, 배 한쪽에 손을 얹고 텔레파시를 힘껏 보내보았어요. 큰소리로 말해보기도 했습니다. "여길 쳐! 여길 쳐 봐. 발로 뻥 차 봐!" 어떤 날은 용케 제 말을 알아들었는지, 발을 제 손바닥에 쓰윽 밀어주었지만 대부분은 들은 척 만 척했습니다.

'이렇게 쬐그마한 아이가 자기 맘대로 하네.'

실망스럽기도 하고, 신기하기도 하더라고요. 그렇게 뱃속에서 아이는 제 맘대로 자랐고 저는 확실하게 받아들이게 되었습니다. 아, 이 아이는, 내 소유가 아니구나. 온전한 자기 자신이구나!

저는 아이가 내 말을 듣지 않아서 속상해하는 경우가 다른 엄마들보다 확연하게 적은 편인데요, 어떻게 그렇게 '쿨하게' 아이의 생각을 인정하느냐고 묻는 이웃들에게 늘 이렇게 대답합니다.

"내 뜻대로 되는 남이 있던가요? 내 뱃속에 있을 때도 내 맘대로 된 적이 없던 타인인걸요."

덕분에 우리는 동네에서 소문난 사이 좋은 엄마와 아이들입니다. 서로 마음대로 할 수 없는 타인이라는 것을 뱃속에서부터 인정했기 때문에요.

저는 가끔 툴툴거립니다. "느네가 엄마 몸에서 칼슘 다 빼가는 바람에 애 둘 낳은 후 엄마 이가 얼마나 약해졌는지 알아? 엄마 몸에서 좋은 거 다 가져가 놓고선 자기 혼자 큰 줄 아네."

하지만 늘 고맙습니다. 제가 임신 기간 동안 제대로 챙겨 먹지도 못하고, 좋은 태교를 하지도 못했는데 엄마 사정 봐주지 않고 자기 것 챙겨가며 쑥쑥 자라준 아이들이 고맙습니다.

노인경 작가의 『숨』(문학동네)을 보노라면 우리가 완전한 자아이면서도 하나이던 시절이 생각납니다. 양수를 떠올리게 하는 물속에서 편안하고 행복하게 헤엄치는 한 가족의 모습이 엄마 뱃속의 순간을 너무나 잘 전해주네요.

"넌 엄마 뱃속에선 콩만 한 점이었어."

"다시 들어갈 순 없겠다. 너무 커져서."

"뱃속에서 답답하지 않았어?"

"아니. 재미있는 것 많았어."

아이와 부모가 헤엄치며 서로의 숨이, 쉼이 되어주는 관계를 만듭니다. 우리가 아이를 낳는 것 같아도, 아이가 부모를 낳는다는 걸 아이 키운 지 20년이 되어가니 조금씩 깨닫게 됩니다.

세상에서 가장 멀어지고 싶지 않은 타인을 품고 있는 귀한 임산부들에게 응원을 보냅니다. 내 안에 있으나 내 소유가 아니라는 것을 받아들이며, 우리는 부모가 될 준비를 하고 있습니다. 아기뿐만이 아닙니다. 우리 역시 누구의 것도 아닌, 우리 자신이랍니다.

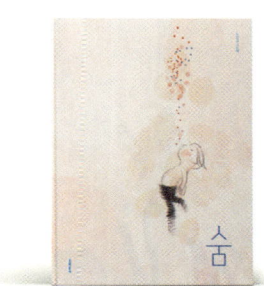

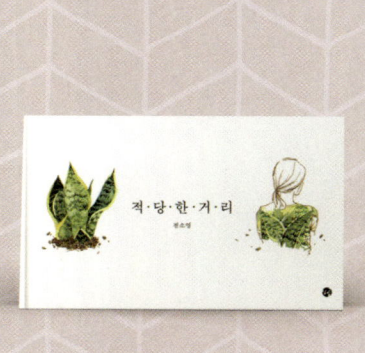

"네 화분들은 어쩜 그리 싱그러워?"

적당해서 그래.
뭐든 적당한 건 어렵지만 말이야.
적당한 햇빛, 적당한 흙, 적당한 물, 적당한 거리가 필요해.
우리네 사이처럼.

_『적당한 거리』
(전소영 글, 그림/달그림)

하루를 부지런히 살아낸 나에게

　딸이 첫돌 되기 전, 라디오 방송작가 일을 할 때 떠오르는 일입니다. 어버이날이자 부처님 오신 날이었던 그날 마침 출근을 해야 했는데, 아이를 봐주시던 분이 일이 있어 못 오신다고 하셨어요. 그날은 하루 종일 섭외 전화를 돌려야 하는 날이었는데, 어떡하지 어떡하지 하다가, 꽃님이를 마루에 혼자 두고 방에 들어가 섭외 전화를 했습니다. 엄마가 눈앞에 안 보이니 아이는 자꾸만 찡찡대고, 저는 아이에게 화도 냈다가 달래도 봤다가, 결국 꽃님이를 등에 업고 섭외 전화를 돌렸습니다.

"안녕하세요? 여긴 서울방송 라디오 〈척하고 놀자〉인데요… 어쩌구….”

등에 업힌 꽃님이가 심심했던지 엄마 머리를 잡아당기고 자꾸 에에에 소리를 질렀어요. 안 그래도 섭외 대상자가 출연 못 하겠다고 해서 당황스러운데 아이까지 협조를 안 하다니…. 꽃님이 궁둥이 투덕이랴, 섭외하랴 땀을 뻘뻘 흘리고 있는데, 한참 출연을 못 하겠다던 교수님께서 불쑥 이러시는 겁니다.

"지금 들린 소리, 아기 소리예요?”

"아… 네… 죄송합니다…. 제 딸이 자꾸 시끄럽게 하지요?”

"아기 안고 있어요?”

"아뇨, 업고 있는데요.”

갑자기 그때까지 근엄하던 교수님이 끌깔 웃으셨어요.

"애 업고 고생하면서 섭외하는데 내가 안 나가면 안 되겠네~.”

"(화들짝) 그럼요!!”

"알았어요. 나갈게요. 아기 옹알이 소리 참 오랜만에 듣네요. 정말 세상에서 제일 예쁜 소리예요."

이렇게 해서 아주 흔쾌하게 섭외가 되었습니다.(서강대 최윤 교수님, 감사합니다.)

또, 전화 내내 아기가 옆에서 칭얼거리는 소리를 듣고, 단 15분 출연을 위해 대구에서 일부러 서울까지 오신 분도 계셨습니다.

그날 일을 기록한 일기에 제가 이렇게 적었더군요.

"아기를 데리고 일하기. 어려운 일도 많고 괴로운 순간도 많지만 할 만하다."

물론 이렇게 긍정적인 날도 있었지만 힘겨운 날들도 참 많았습니다. 하지만 그래도 '할 만하다'고 느낄 수 있었던 건, 공감해주는 그 마음들이 있었기에, 그 따뜻함이 제게도 전해져와 토닥여주었기에 다시 힘을 낼 수 있었지요.

나 혼자 아이를 키운 게 아니구나. 모두가 도와주셨구나. 온 우주가, 함께 키웠구나. 혼자 감동에 젖어 훌쩍이고 있는데 어느새 주민등록증도 나온 10대 후반 딸이 시크하게 한마디 하더군요. "내가 잘 살게~."

『엄마 왜 안 와』(고정순 글, 그림/웅진주니어). 직장맘이라면 제목만 들어도 마음이 아픈 말이죠. "엄마, 언제 와?" 묻는 아이에게 엄마는 아이의 눈높이에 맞춰 대답합니다. "자꾸 토하는 코끼리를 만났지 뭐야."(복사기가 토하는 코끼리처럼 자꾸 종이를 뱉어냅니다. 정신 차려, 복사기!) "길 잃은 동물 친구들을 만났어. 얼른 갈게."(길 잃고 헤매는 회의중입니다.)

　엄마가 뛰어가는 장면은 상체가 앞으르 쑥 나와 있습니다. 다리보다 마음이 더 급한 거죠. 와락 들려와 안기는 아이 앞에서 엄마가 처음으로 웃습니다. 저는 이 책의 작가의 말을 가만히 들여다 봅니다. 이제는 직장맘이 아닌데도, 더 이상 직장맘 엄마를 기다리던 아이가 아닌데도 백 번 천 번 공감하여 늘 울컥해지는 글입니다.

　　일터에서 집으로 돌아온 엄마가 부엌에 서서 설거지하는 모습을 바라본 적이 있다. 하루 종일 엄마를 기다렸는데, 따뜻한 체온은커녕 피곤한 엄마의 눈치를 살피느라 바빴다. 엄마는 왜 늘 늦는 것인지 어린 나는 알지 못했다. 글과 그림을 쓰고 그리는 지금, 난 그 이유를 알게 되었고 또 말하고 싶어졌다. 하루를 부지런히 살아 내고도 미안한 마음을 갖는 지금을 사는 엄마들에게, 그리고 기다리는 아이들과 함께 이 이야기를 나누고 싶다. 사랑한다는 말로 부족한 나의 당신에게도.

힘내요, 우리.

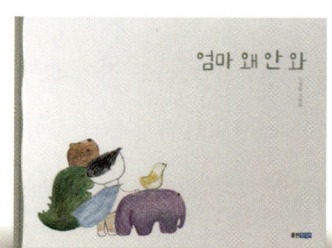

웃을 일을 만들어줘야 웃지?!

옛날 옛날에 아름다운 왕비님이 살았어요.
왕비님이 사는 궁궐은 아주 크고 화려했어요.
하지만 왕비님은 마음 둘 곳이 없었어요.
늘 혼자인 것만 같았어요.

왜 화려한 궁궐의 아름다운 왕비님이 외로울까요? 왜 혼자일까요? 애도 없으니 아마도 신혼일 텐데…. 가장 좋은 태교는 부부간의 사랑이거늘, 이 집 남편 지금 뭐하고 있는 겁니까?

드디어 아기가 태어났습니다. 그런데 이 아기씨가 웃지를 않는 겁니다. 아무리 좋은 음식을 줘도, 장난감을 줘도, 간지럽혀도 웃지 않아서 엄마 속을 태우던 아기는 어떻게 해서 웃게 되었을까요? 답은, 엄마가 웃었기 때문입니다. 아기가 왜 웃지 않나 낯빛이 어두웠던 왕비님이 어쩌다 웃었는데 아기씨가 따라 웃습니다. 아기는 엄마가 웃으니까 웃고, 엄마는 아기가 웃으니까 또 웃습니다.

이번엔 진심입니다. 바로 이전 웃음은 웃어도 웃는 게 아니었어요. 아기가 웃지 않으니까. 하지만 진심이 아니라도, 정말 웃고 싶어서 웃는 게 아니라도, 아이는 엄마의 웃음을 바라봅니다.

윤지회 작가의 『방긋 아기씨』(사계절출판사)의 내용입니다. 엄마가 웃어야 아이도 웃는다는 얘기를 그림책 강연에서 하곤 했습니다.

"저는 그냥, 웃으렵니다. 나의 웃음을 기다리는 내 새끼 때문에요. 다른 일들만 보면 미쳐버리겠지만, 그래도 전 웃으면서 하루를 보내렵니다. 난, 엄마니까요."

그리고 엄마인 저도 그래요. 아이들이 웃으면, 간신히 웃

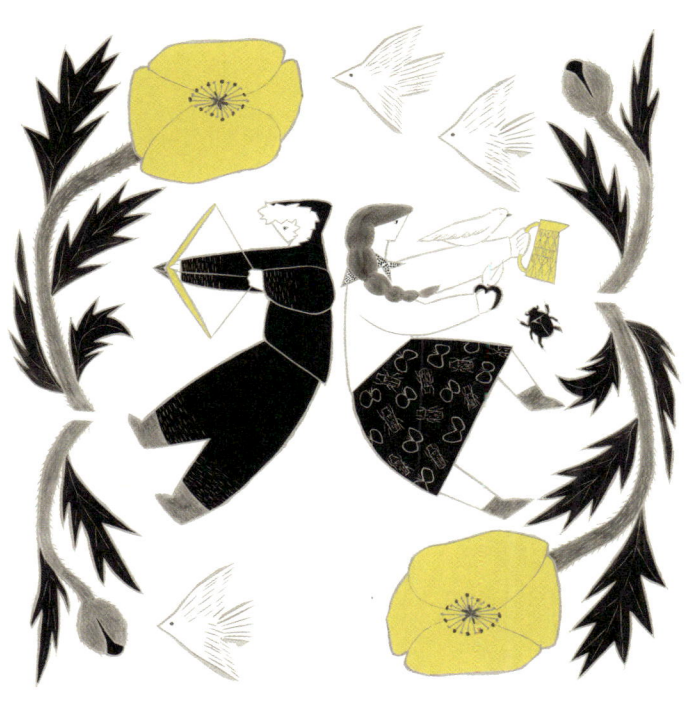

던 저도 어느새 진심으로 웃게 됩니다.

그런데 어느 순간, 깨달았습니다. 이 책이 엄마와 아이의 관계만 말하는 게 아니라는 것을요. 내가 웃어야 그 사람도 웃는 관계. 그 사람이 웃어야 내 웃음도 진짜 웃음이 되는 관계. 그건 부부더라고요.

'웃을 일을 만들어줘야 웃지!'라고 생각하시나요. 똑같은 얘기를 배우자도 하고 있을걸요. 우리는 서로에게 아끼고 돌봐줘야 하는, 아직 말도 서툴고 아직 어려서 뭘 모르는, 그런 아기씨라는 걸 기억해주세요.

저처럼 쑥스러움을 많이 타서 아기자기한 말은 낯 간지러워 잘 못하는 사람이라도 그림책을 읽으면 자연스레 축복의 말, 애정 표현의 말을 연습할 수 있습니다. 언제까지나 너를 사랑해. 두려워하지 마. 언제나 네 곁에 있을게. 괜찮아, 넌 할 수 있어. 넌 정말 소중해. 이게 모두 그림책 제목들이랍니다.

우리의 진심을 대신 말해주는 그림책들. 저는 남편에게도 읽어주라고 하겠어요. 그러다가 문득 서로의 눈을 바라보며 책을 읽는 척, 말하겠지요. 두려워하지 마. 내가 당신 곁에 있을게. 내가, 끝까지 함께 있을게.

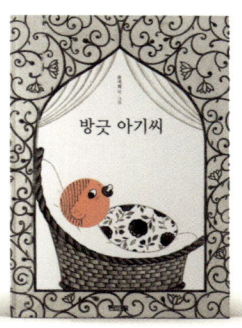

내 마음이 이미 녹아버렸다면

안데르센 동화, 그림 동화, 다 아는 이야기 같아도 버전도 여러 가지이고, 아이와 함께 읽다 보면 어른이 된 지금에서야 새롭게 보이는 부분들이 있습니다. 저는 어찌된 일인지 개구리 왕자 이야기에서 '공주가 개구리에게 키스해주면 연못에 빠진 공을 주워주겠다'로 기억하고 있었는데, 아이와 다시 읽으니 '성에 데려가 함께 살게 해주면'이 조건이더라고요. 공주는 개구리가 싫지만 어쨌든 약속 때문에 함께 밥을 먹고, 한 방에 들어갑니다.

과연 개구리는 어느 순간에 왕자로 변했을까요? 이렇게

해달라 저렇게 해달라 요구가 많은 개구리를 벽에 집어던졌을 때, 그러니까 공주가 항의하고 거부했을 때 왕자가 비로소 정신을 차리고(마법이 풀리고) 인간의 모습이 되었다는 걸 알고 나니 어찌나 속이 후련하던지요. 저는 운다고 평강공주를 성 밖 바보 온달에게 시집을 보낸다든가, 공을 주워줬다고 개구리와 함께 살아야 한다든가, 별것 아닌 일로 여자 인생이 바뀌어야 하는 것에 화가 좀 나 있었거든요. 역시 확실하게 항의하지 않으면 모른다니까요! 하하하.

안데르센의 장난감 병정 동화를 다시 그린 『작은 병정과 발레리나』(에바 몬타나리 글, 그림/머스트비)도 다시 읽으면서 즐거웠습니다. 연애할 때가 생각났어요.

그림책 첫 장에서 풀밭에서 옷차림이 흐트러진 채(왜?) 누워 있는 발레리나 인형은 작은 병정에게 말합니다.

"다시 이야기해줘!"

"다시?"

"응! 다시."

장난감 병정은 자기가 어떻게 창문에서 떨어져 어떤 위험에 처했으며 어떻게 물고기 뱃속에 들어갔다가 운 좋게 집으로 돌아오게 되었는지 이야기합니다.

"난 널 꼭 다시 만날 수 있을 거라 생각했어. 그래서 가정부 아줌마가 시장에서 날 삼킨 물고기를 사서 다시 집으로 돌아왔을 때에도 놀라지 않았던 거야. 지금 내가 너와 함께 있는 건 당연한 일이거든."

저는 발레리나 인형의 대답에 깜짝 놀랐어요.

"진짜야, 아니면 날 감동시키기 위해 지어낸 이야기야? 어쨌든 나도 네가 좋아…. 너도 알지?"

작은 발레리나 인형은 어떻게 알았을까요? 듬직한 저 남자의 이야기가 다 거짓말일 수도 있다는 걸요. 그리고 지어낸 이야기이든 아니든, 너와 내가 서로 좋아한다면 중요하지 않다는 걸 어떻게 결혼도 해보지 않고 아는 것일까요?

결혼하고 처음 몇 년은 지어낸 부분을 발견할 때마다 실망하고 싸웠고, 그러던 어느 날 선택해야 한다는 걸 깨달았습니다. 그럼에도 불구하고 좋아할 것인지 말 것인지를요.

지어낸 이야기일지도 모르지만, 괜찮아요. 중요한 건, 그 뒤니까요. 중요한 얘기는 다시, 또 다시 해야지요.

"그런 말 하지 마. 나에게 넌 완벽하니까."

"정말? 다시 이야기해줘."

"다시?"

"응. 다시…."

남편과도, 아이와도 아마 여러 번 똑같은 상황이 될 거예요. 마음을 앗아가기 위해 지어낸 이야기들을 눈치챘다고 해도, 내 마음이 이미 녹아버렸다면 진상규명보다 먼저 해야 하는 일은 반복이랍니다. 사랑해. 다시 말해줘. 사랑해.

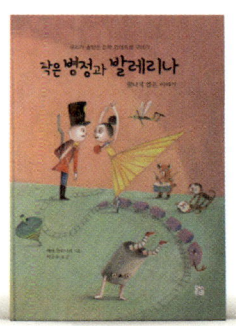

어느 복잡한 도시에, 아주 복잡한 길 위에,
높은 빌딩 꼭대기에서 마침내 허먼과 로지는 만났어요.
이제 두 사람에게 도시는
완전히 다른 곳이 되었답니다.

_『허먼과 로지』
(거스 고든 글,그림/그림책공작소)

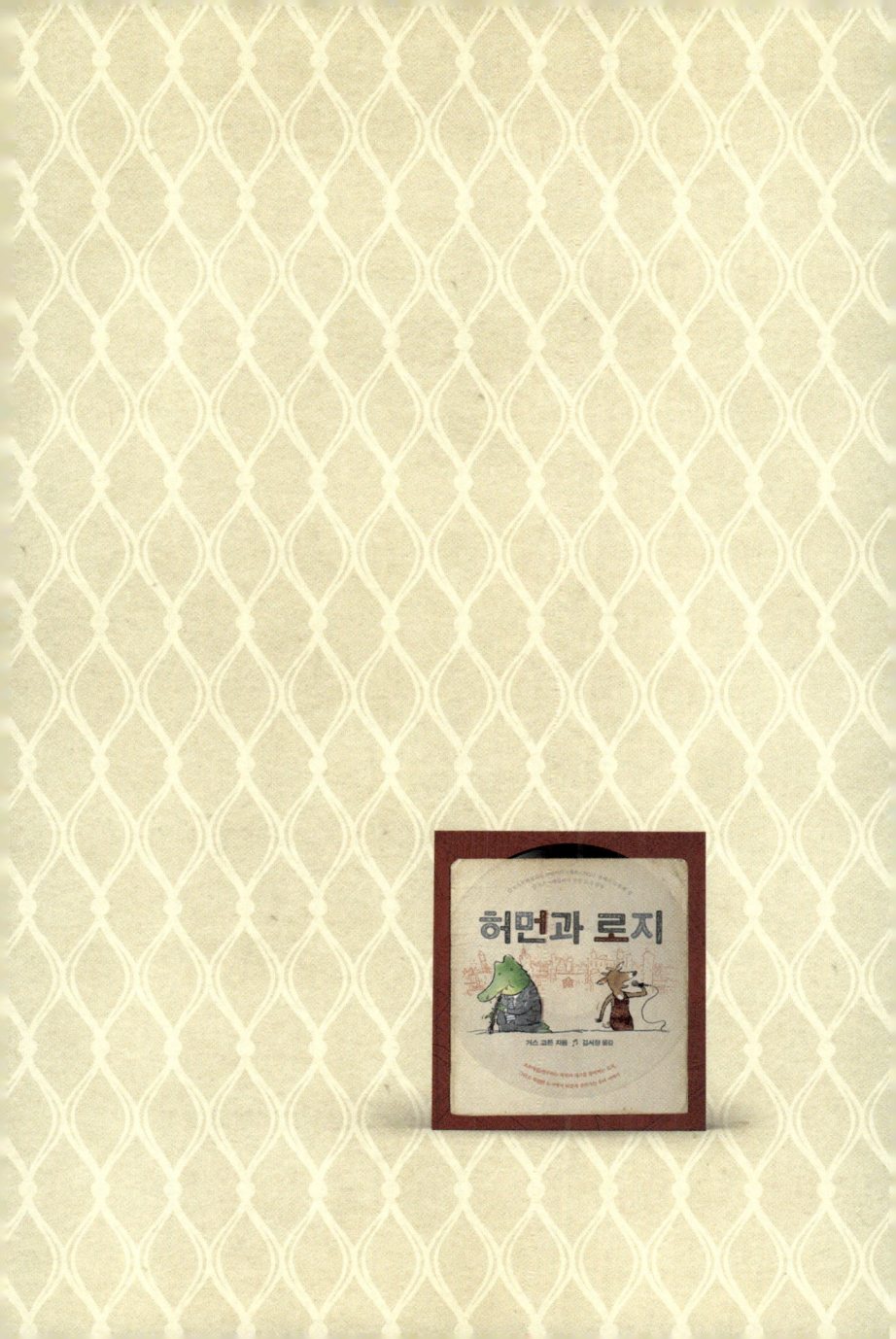

다른 차원의 시간 속에서

 아이를 낳고 나면 시간이 예전과 다르게 흘러간다는 걸 알게 되실 거예요. 아기가 잠든 시간은 한 시간이 1초보다 빨리 흘러가고, 아기가 잠들지 않는 밤은 영원과 같다…, 이런 정도가 아니랍니다. 내가 내 마음대로 계획조차 할 수 없는 삶의 시간은 낯설기 마련입니다. 가장 비싼 장난감으로도 집중하지 않던 아기가 놀이터에 굴러다니는 비비탄 총알을 줍느라 한나절을 보내는 모습을 보노라면 저절로 탄식이 나옵니다. 여기는 어디? 난 누구?

 하지만 그 시간들 속에서 틀림없이 보물들을 찾아낼 수

있으니 두려워하지 않으셔도 된답니다. 2016년 칼데콧 상을 받은 케빈 헹크스 작가의 『조금만 기다려 봐』(비룡소)의 시간도 어른들의 그것과는 다르게 흘러갑니다.

아마 거의 특별한 사건이 없는 이 책이 지루하기만 하다면, 당신은 너무 바쁜 생활을 하고 있는지도 모릅니다. 아무것도 찾아오지 않더라도 설레고 즐거울 수 있다는 삶의 비밀은 느긋함 없이는 알 수 없기 때문이지요.

창가에 장난감 다섯이 쪼르륵 모여서 창밖을 보고 있습니다. 무언가를 기다리는 중입니다. 점박이 올빼미는 달을 기다리고, 우산을 쓴 꼬마 돼지는 비를 기다리고, 썰매를 탄 강아지는 눈을 기다리고, 연을 든 아기 곰은 바람을 기다립니다. 별 토끼는? 그저 창밖을 바라보는 것이 좋아요.

그러다 새로운 장난감이 나타납니다. 바로 마트료시카 고양이예요. 마트료시카는 인형 안에 인형이 들어 있고, 인형을 열면 그 안에 더 작은 인형이 또 들어 있는 러시아 전통 인형입니다. 고양이는 네 마리 아기 고양이를 더 품고 있었고, 다들 사랑스러운 아기 고양이들을 보고 웃음 짓습니다.

이제 창가의 인형은 모두 열이 되었어요. 다 같이 또 창밖을 봅니다. "또 무언가 두근두근 재밌고 행복한 일이 일어나기를 기다리면서요." 끝.

네? 네. 이게 끝입니다. 처음에는 당황스러웠어요. 뭐 어쩌라고? 도대체 애네는 뭘 기다리는 거야? 눈이 와도 스스로는 꼼짝도 하지 못하는 장난감들인 주제에, 눈을 왜 기다리는 거지? 그림이 예쁘긴 하지만, 평소 케빈 헹크스 작가의 다른 책처럼 유머러스하거나 기발한 것도 아닌데, 이 책이 왜 칼데콧 상을 받은 걸까? 그러다 깨달았습니다. 아, 내가, 그냥 기다리는 마음을 잊어버렸구나. 그저 창밖을 보면서 이 생각 저 생각, 무언가 오지 않아도 상관없이 그저 멍하니, 그러나 싱긋 웃음이 나는 그 여유를 잊어버리고 사는구나. 이 장난감 친구들은 눈이 왔으면 그 눈 속에서 뛰어놀고 썰매를 타고 뭔가를 해서, 온몸으로 '소유'해야 비로소 만족하는 나와 다르구나⋯. 그저 눈을 기다리고, 바라보고, 꿈꾸고. 그것만으로도 행복하구나⋯. 마지막 장면, 창밖으로 너무나 아름다운 장면이 펼쳐지지만, 그렇게 아름다운 나비가 날고 꽃이 피지 않았더라도 이 아이들은 행복했겠구나⋯.

저희 둘째 꽃봉이는 처음부터 이 책을 좋아했어요. 어느 날 창밖을 보는 아기 꽃봉이에게 물었습니다.

"뭐해?"

"기다리는 중이야."

"뭘 기다려?"

"몰라. 그냥 기다리는 거야."

기다리는 꽃봉이는 충분히 행복해 보였습니다.

부럽다, 어린이!

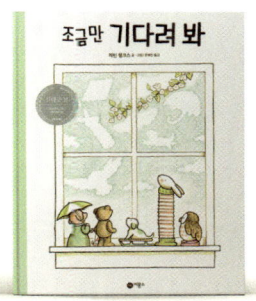

특별하고도 평범한 인생이 주는 위로

왜 그런 날 있잖아요. 뱃속 아기가 걱정되긴 하지만, 나 자신이 더 걱정되는 그런 날. 태교 따위 나 몰라라 당장 오늘을 버티는 게 힘들기만 한 어느 날, 당신이 읽었으면 하는 그림책이 있습니다. 『깎은 손톱』(정미진 글, 김금복 그림/엣눈북스)입니다.

표지를 넘기자마자 나오는 앞면지엔 동네에서 쉽게 볼 수 있는 연립주택이 보입니다. 층층이 창살 모양이 다른 걸 보니 건축 디자인에 신경을 쓴 집은 아닌가 봐요. 이 연립엔 노부부와 첫사랑에 빠진 소녀, 아기 엄마가 살고 있습니다. 그들이 손톱을 깎는 순간들이 그림책 내내 나옵니다.

이제는 떠나보내야 하는 늙은 남편의 손톱을 깎아주는 아내의 마음은 어떨까요.

늙은 아내와 늙은 남편이 포개어 잡은 두 손, 그 사이에는 결코 늙지 않은 시간들이 담겨 있습니다.

또각또각. 뱃속에서부터 아기가 제법 자랄 때까지 작고 귀여운 손톱을 깎는 엄마도 나옵니다.

떡고물마냥 자라난 아기의 손톱이 엄마는 기특하기만 하지요.

첫사랑이 이루어지길 기대하며 봉숭아물을 들인 소녀는 손톱을 깎을 때마다 마음이 떨리겠지요. 그런데 첫사랑의 설렘과 이별에 따라 손톱을 물어뜯는 소녀는, 손톱을 깎을 틈이 없네요.

손톱 하나만 봐도 이렇게 깎는 상황도 사람도 다르지만,

저마다 사랑의 사연이 담겨 있는 것은 똑같습니다. 이들의 모습을 보며 사람 사는 것이 다 똑같고, 다 다르다는 것을 새삼 깨닫습니다. 사는 게 수월하기만 한 순간도, 힘들기만 한 순간도 없습니다. 이 모두가 인생의 한 과정이라는 것을 생각하면 걱정이 좀 덜해집니다. 누가 누굴 책임져주는 것이 아니라, 그저 최선을 다해 사랑할 뿐이라는 것. 그것이 인생이라는 것을 눈부시게 아름다운 그림과 함께 깨닫게 된답니다.

그런데 책을 다 읽고 마지막 면지를 보면, 앞면지에서 보았던 층층이 창살이 다르게 느껴질 거예요. 작은 손톱달이 뜬 푸르스름한 밤하늘 아래, 층층이 모양이 다른 창살이 "우리 인생살이가 저마다 다르고, 저마다 아름답다"는 말을 하는 것이 들리실 테니까요.

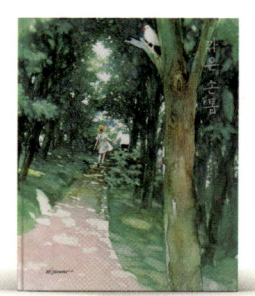

함께 살아가는 것의 힘

그림책은 남편과 이야기를 나누기에도 좋습니다. 부부라도 서로 즐기는 취미가 다르고 관심사가 다르기 마련입니다. 그럼 뭐라도 공감대가 있으면 좋은데, 그림책은 일단 함께 나누는 데 드는 시간이 매우 짧거든요. 하염없이 며칠에 걸쳐 읽을 수도 있지만, 후딱 읽으면 몇 분 걸리지도 않습니다. 어렵지도 않고, 눈은 즐겁습니다. "당신은 어떻게 생각해?" 이야기를 나누기에 이만 한 게 없지요.

저는 태교를 하던 시절로 다시 돌아간다면, 남편과 함께

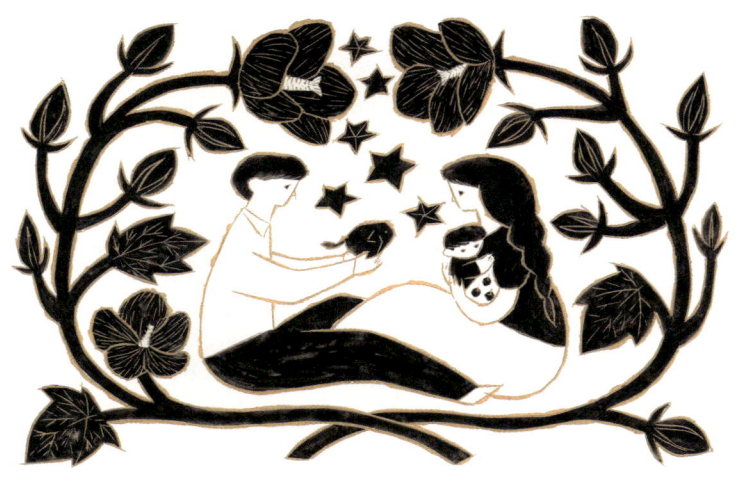

읽고 싶은 책이 있습니다. 『우리 손으로 우리 집을 지어요』 (조녀선 빈 글, 그림/주니어김영사)입니다. 이 책은 감히 제가 '최고의 육아서'라고 꼽는 책이랍니다.

줄거리는 단순합니다. 한 가족이 1년 동안 직접 자기네가 살 집을 짓는 이야기입니다. 직접 설계하고, 땅을 파고, 마을 사람들과 함께 작은 집을 짓습니다. 그동안 가족은 캠핑 트레일러에서 살아요. 별 사건이나 위기도 없습니다. 엄마 아빠가 집을 짓는 동안 공사장에서 아이들은 뛰어놀고, 부모님을 돕기도 합니다. 어른이 가족의 일을 하는 동안, 아이들은 어린이집, 키즈카페에 '격리'되지 않고 가족 옆에 있습니다. 심지어 엄마는 그 사이에 임신을 하고, 동생을 낳네요.(캠핑 트레일러에 살면서!) 상황 때문에 가족의 일정이 미뤄지지 않습니다. 함께 있고, 함께 살아갑니다.

이 이야기는 실제 작가의 어린 시절 경험담입니다. 책 마지막 부분을 보면 그림책의 장면들과 똑같은 어린 시절 사진들이 있거든요. 조녀선 빈 작가는 이후 이 집에서 다섯 남매가 공부하고 살았던 후속 이야기를 씁니다. 이때 가족이 함께했던 시간들은 이후 작가의 영감을 자극하고, 일생을 버텨

나갈 힘이 되어줍니다.

특별한 배움이 있지 않았지만 가장 특별한 것을 배운 시간. 부모님은 선생님이 아니었지만 모든 것을 가르쳐주십니다. 당신들의 삶을 통해. 그리고 나눠준 사랑을 통해. 아이를 교육한다는 것이 어떤 의미인지 생각하게 하는 책입니다.

이 책을 아이가 태어나기 전에 읽었더라면, 제가 아이를 낳고 느꼈던 부담감과 좌절감, 남편에 대한 기대와 원망, 미래에 대한 불안, 삶에 대한 답답함 같은 것들이 훨씬 더 줄어들었을 것 같아요.

시간을 거슬러 올라갈 수 있다면 첫아이를 임신한 저에게 읽어주고 싶은 그림책이 또 있습니다. 당시 저보다 1년 먼저 아이를 낳은 선배 언니가 있었어요. 갑자기 그 언니가 '다단계 사업'을 시작하더라고요. 아기를 보면 자다가도 정신이 번쩍 든다고, 뭐라도 해서 돈을 벌어야겠다고 하더군요. 어지간한 소형차 가격의 가방도 척척 사던 언니가 저에게 자기 밑으로 들어오라던 그날부터 아이를 낳는 게 두려워졌습니다. 남편을 꼭 닮은 아이를 낳을 거라며 철없이 설레던 저를 언니가 야단쳤어요. 부모랍시고 낳았으면 적어도 남부럽지 않게 먹고 입히고 교육은 시켜야 할 게 아니냐며, 애 낳는 게 장난인 줄 아느냐는 그 언니 말이 귀에 쟁쟁했어요. 더 이상 아기를 낳는 게 설레지 않았습니다. 나는 내 인생 책임지는 것도 버겁고 힘든 사람인데! 내가 어쩌자고 임신을 했나. 아이고, 아이고.

먹는 입덧 때문에 먹고 싶은 것이 줄줄이 생각나 괴로워지는 덕분에 돈 걱정을 까먹을 때까지 저는, 한동안 공포에 시달렸습니다.

지금 생각해보면, 그 언니나 저나 그 불안과 두려움은 결국 아기에 대한 사랑이었습니다. 이미 너무나 사랑하지만, 어떻게 사랑해야 하는지 그것을 제대로 알지 못했기 때문에 흔들렸던 거죠. 돈 걱정을 할 게 아니라 내가 어떤 사람인가를 살펴보는 게 나았을 텐데 말입니다. 남부럽지 않게 해줘야 한다는데, 과연 남부럽지 않게 해줄 수 있을까 괴로워하던 저와 그 언니에게 읽어주고 싶은 그림책은 『달려라 오토바이』(전미화 글, 그림/문학동네)입니다.

주인공의 엄마 아빠는 이른바 일용직 노동자입니다. 도배도 하고, 미장일부터 농장 잡일까지 그날그날 일을 하고, 세 아이는 그 옆에서 놉니다. 오토바이 한 대에 다섯 가족이 붙어 앉아 찬바람을 헤치며 달려가고, 먼지투성이 작업장에서 노는 아이들 모습이 어른들 눈엔 안쓰럽기도 하련만, 주인공 마음엔 뭐든지 잘하는 엄마 아빠가 대단하고, 온 가족이 함께 있는 시간들이 즐겁습니다.

아빠가 돈을 벌기 위해 타지로 떠날 땐 온 세상이 흑백입니다. 마침내 아빠가 돌아오시면 그제야 알록달록 컬러가 나타나지요. 아빠가 선물로 사 오신 풍선처럼 마음은 가볍기만 합니다. 오토바이 위에 온 가족이 똑같은 방향으로 앉아 서로 같은 위치에 심장을 두고 두근두근! 비싼 차들은 막혀 서 있는 길을 오토바이가 시원하게 헤치고 나갈 때, 저절로 응원하게 됩니다. 달려라, 오토바이!

아이들에게 필요한 건 멋진 자동차가 아니라 '함께하는' 오토바이라는 걸, 아이를 키우는 데 물론 돈이 필요하지만 돈이 전부는 아니라는 걸 그때의 어렸던 저에게, 좋은 엄마가 되고 싶지만 방법을 몰랐던 그 언니에게 이야기해주고 싶습니다. 우린 좋은 엄마 아빠가 될 수 있다고. 두려워하지 말고, 좀 더 자신 있게 행복해지라고 말입니다. 그런 자세를 갖는 태교를, 우리 한 번 해보아요!

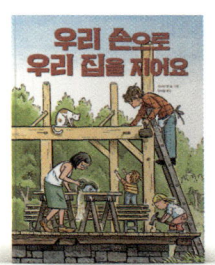
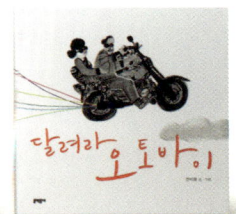

epilogue

엄마가 된다는 건

첫째 아이 임신 소식을 전하며 의사 선생님께서 걱정을 하시더군요. 자궁에 큰 수술을 한 직후라 어떨지 모르겠다고요. 병원에서 나오면서 계속 울었던 기억이 납니다. 겨울인데도 얼마나 햇살이 눈부시던지요. 고령임신인데다 기형아 트리플 검사에서 두 항목이나 수치가 높아서 양수검사를 한 날도 길에서 울었습니다. 검사 결과를 기다리는 한 달 동안, 마침 동계 패럴림픽 시즌이라 매일 방송을 보면서 울었습니다. 어느 날 두 다리가 없는 알파인스키 선수의 인터뷰를 보는데 고글 모양 그대로 얼굴이 까맣게 탔더라고요. 어찌나 환하게 웃던지요. 함께 웃던 그 선수의 엄마가 얼마나 행복해 보이던지요. 당장 냉장고에 붙어 있던 멋진 배우의 사진을 그 선수의 사진으로 바꿔 붙였습니다. 그때 제 세상이 아주 조금 넓어졌습니다.

둘째 땐 또 어땠게요. 일곱 번 인공수정을 했지만 모두 실패! 병원 다니려고 직장도 그만뒀는데…. 첫째도 있으면서 욕심 많다고 해서 남들 앞에선 울지도 못했어요. 어렵게 가진 둘째를 조산하고도 한참 울었고요.

그 아이들이 지금은 고3, 중2…. 여전히 엄마는 울 일이 많습니다. 기뻐서, 행복해서, 좋아서 운 날도 너무나 많습니다. 엄마가 된다는 건, 울 일이 많아지는 것, 혼자일 때보다 더 여려지고, 더 강해지는 것, 세상이 더 진해지는 것인가 봅니다.

울던 저에게, 우는 저에게 말해주고 싶은 이야기들을 썼습니다. 괜찮다고, 아이들은 잘 자라고 있고, 저도 조금 더 괜찮은 사람이 되어가고 있다고 말이에요.

· 부록 ·
0~12개월 아기와 함께 읽고 싶은 그림책

앉지도 못하는 애한테 책을 읽힌다고? 그럼요. 아기들은 태어날 때부터 소리에 반응하고, 백일만 돼도 책을 인식하고 반응한답니다. 두 돌 이전 아이들에게 독서는, 언어 발달과 심미적 감상력 발달 이전에 그 자체로 '즐거운 놀이'입니다. 아기에게 책은 단순한 책이 아니라, 읽어주는 어른의 목소리는 물론 폭 안겨 읽을 때는 따뜻한 온도, 간질간질한 입김까지 포함하는 멀티미디어지요. 안전한 어른의 곁에서 그림 속 세상과 갖가지 감정을 탐험하는 것이 얼마나 신나는 놀이라구요.

그림책 독서가 다른 책을 읽는 것과 가장 다른 점은 바로 '육체적인 독서'라는 겁니다. 보통은 같은 책을 읽더라도 각자 읽고 그 책에 대해 이야기를 나누는 게 고작인데요, 그림책은 나란히 앉아 어깨를 기대거나 아예 품에 안고 읽습니다. 머리를 마주 대고 푸하하 웃고 울며 읽다 보면 침도 튀깁니다. "덥다, 더워" 일부러 뚝 떨어져 읽어도 그림책은 '스킨십'을 일으킵니다. "사랑해 사랑해 널 사랑해" 시 같기도 하고, 고백 같기도 한 그림책 구절을 읽다 보면 조금 더 가까이 앉습니다.

세상 어느 독서가 이리도 육체적일까요. 그림책은 스킨십을 일으키고, 그 스킨십은 마법을 일으킵니다. 아이에겐 세상이 넓어지는 마법, 어른에겐 강퍅했던 마음이 스르륵 풀어지고, 좋은 부모가 될 수 있을까 불안한 마음에 위로를 주고, 사는 게 고달파도 좀 괜찮아지는 마법입니다.

'좋았어! 그토록 유익한 책육아! 내가 해보겠어~' 결심을 굳게 하고, 신나게 그림책을 열었는데? 아, 이거 뭡니까. 사과 그림 아래 딱 한 단어, "사과"뿐이라니요. 다른 책은 좀 다를까 싶어 펼쳐보니 이번에는 "아삭아삭 사과"뿐! 어떻게 읽어줘야 할지 처음에는 매우 난감합니다. 1분이면 단어 10개 남짓 한 권이 끝나버리기도 하지요.

그런데요, 자꾸 읽어주다 보면 나도 모르게 글에 살이 붙습니다. "빨간 빠알간 사과가 있네요. 우리 꽃님이 딸랑이랑 똑같은 빨강이네요~", "와, 여기 아삭아삭 사과가 있네. 빨갛고 아삭아삭한 사과를 한 입 싹 베어 물면, 으흠~ 향긋한 사과 향기가 온 방 안에 퍼지지요. 우리 아기 이유식 할까? 엄마가 빨갛고 빨간 사과를 쓱싹쓱싹 갈아서 줄 테니 잠깐만 기다려줘." 엄마의 의성어, 의태어 어휘력은 나날이 늘어나고, 읽다 말고 먹거나, 읽다 말고 다리 쭉쭉 마사지, 읽다 말고 춤추기…, 독서는 일상과 어우러집니다.

이때쯤 양육자는 고민에 빠지지요. 전집을 사야 할까, 낱권 단행본을 사야 할까? 전집을 사는 이유는 주로 무슨 책을 골라야 할지 모르겠을 때가 많지요. 다양한 구성품을 보면 어쩐지 저 세트만 있으면 될 것 같기도 하고요. 하지만 전집의 경우, 외면당하는 책이 꼭 있게 마련이랍니다. 권당 가격을 따지면 싸지만, 전체 지출금액은 낱권보다 비싸고, 분야별로 있어서 한 세트를 사고 나면 분야와 나이에 맞춰 전체를 완성해야 할 것 같기도 하지요.

전집과 단행본 모두 장단점이 있습니다. 단행본이 내 취향대로 골라 가는 공연이라면, 전집은 인기차트 랜덤 재생이라고 해야 할까요? 명심할 것은 세상에는 좋은 책이 참 많지만, 꼭 있어야만 하는 책은 없다는 점입니다.

(이하 추천 리스트는 단행본 그림책입니다.)

일반 그림책

『달님 안녕』(하야시 아키코 글, 그림/한림출판사)

이 리스트를 만드는 이유 중 하나가 "제발 『달님 안녕』 말고 다른 책도 있다는 걸 독자들이 알면 좋겠어!"이면서도 1번으로 『달님 안녕』을 꼽을 수밖에 없는 영유아책 절대 베스트셀러. 검은 밤하늘에 나타난 노란 달님과 구름 이야기이다. 나름 기승전결이 있어서 감정이입도 가능.

『친구할까? 그래!』(김선영 글, 오승민 그림/키위북스)

후루룩과 호로록, 둥둥과 동동. 귀여운 말의 사랑스러움을 느끼게 하는 책. "거북이는 엉금엉금, 아가는 앙금앙금." 머리, 배, 다리 3등신 아이가 앙금앙금 까불까불 세상을 다니며,

만나는 모든 생명들에게 인사를 건넨다. "우리 친구할까?" 세상도 흔쾌히 대답한다. "그래!"

『풍덩 시원해요』(심조원 글, 김시영 그림/호박꽃)

물속으로 던져지는 과일들의 선명한 모습이 보기만 해도 시원하다. 엄마는 아기가 읽으면서 과일 이름이라도 익히기를 바라지만, 대부분 아기들은 "풍덩"의 피읖이 주는 경쾌함에 더 주목한다. 아기에게 리드미컬하게 말하는 연습이 되기도 한다.

『앞옆뒤』(스즈키 마모루 글, 그림/뜨인돌어린이)

고양이를 앞에서 보고, 옆에서 보고, 뒤에서 보면 모양이 어떻게 달라질까? 어른 생각엔 뒷모습을 보고 어느 동물인지 아는 것이 쉽겠지만, 아기들에겐 보는 방향에 따라 모양이 달라진다는 것이 놀라울 것이다. 공간지각 능력을 키워주는 책. 실제로 아빠를 이 방향 저 방향에서 살펴보자. 제법 월령이 차야 즐거워하는 책이다.

『손이 나왔네』(하야시 아키코 글, 그림/한림출판사)

쏘옥 손이 나왔네. 책을 몇 번 읽고 난 후엔 아이의 옷을 갈아 입힐 때마다 어느새 책을 외우며 갈아 입히게 될 것이다.

『머리 감는 책』(최정선 글, 김동수 그림/보림)

책읽기 초보는 당황할 수도 있다. 본문 글이 "머리를 감아요 이렇게 이렇게" "요렇게 요렇게 요오렇게!" 이런 식이기 때문이다. 그림을 보면 뽀글뽀글 거품이 일고, 윙~ 드라이기를 쓰고 있다. 어느새 그림을 읽는 데 익숙해지는 책.

『두드려 보아요』(안나 클라라 티돌름 글, 그림/사계절출판사)

책 페이지가 문이 된다. 똑똑 두드려 보아요. 문을 여는 것이 곧 페이지를 여는 것. 페이지를 열고 들어가면 또 다른 문이 나온다. 책이 새로운 세상으로 들어가는 문이라는 것을 몸으로 익히게 되길. 아이는 문을 두드리며 독서에 참여한다.

『잘 자요, 달님』(마거릿 와이즈 브라운 글, 클레먼트 허드 그림/시공주니어)

잠들기 전 방 안의 모든 물건들에게 아이가 이름을 부르며 인사를 한다. 그림마다 숨어 있는 생쥐를 찾아보자. 컬러와 흑백 그림이 번갈아 나온다. 마치 가물가물 눈이 감기는 아기의 눈에 보이는 세상처럼. 첫 영어 그림책으로 이 책의 원서를 읽어주어도 좋다.

『재미있는 내 얼굴』(니콜라 스미 글, 그림/보물창고)

"엉엉 큰 곰이 내 공을 가져갔어" 그러니까 '슬픈 얼굴', "난 너무너무 화났어" 화난 얼굴. 곰이 공을 가져간 이유는 뭘까? 사건에 따라 감정이 변하고, 그 감정에 따라 표정은 어떻게 변할까? 아기가 사람의 표정을 읽고 감정을 눈치채게 되는 놀라운 성장은 이렇게 독서를 통해 이루어지나 보다. 마지막 페이지에 거울이 짜잔~.

3, 4살에는 엄마가 '화났어', '슬퍼', '간지러워' 단어를 말하면 아이가 적절한 표정을 짓는 놀이를 해보자.

『누구게?』(최정선 글, 이혜리 그림/보림)

아기들은 자기 눈만 감아도 숨은 줄 안다. 눈만 가리고 "누구게?"라고 물어보는 덩치 큰 친구들을 보면서 "공룡!" 맞히고는 "맞았다!" 아이는 자랑스럽게 웃는다. 커다란 나뭇잎을 발견하면 똑같이 해보자. "누구게?" 사진과 그림의 조화가 사랑스럽다.

『두 빛깔이 만났어요』(이재희 글, 그림/보림)

보림 출판사의 나비잠 시리즈는 예쁘지 않은 책을 찾기가 힘들다. 보색을 알 수 있는 책이라고만 설명하자니 아쉽다. 딱 보색 두 가지로 얼마나 간단하고, 얼마나 아름다운 그림을 그릴 수 있는지 어른은 보는 재미, 아이는 듣는 재미.

『안아 줘!』(제즈 앨버로우 글, 그림/웅진주니어)

엄마를 찾으러 다니는 아기 침팬지가 모두에게 외친다. "안아 줘!" 모두 엄마와 아기가 같이 있는데 침팬지 엄마는 어디에 있을까? 마지막 장면에서 엄마 침팬지가 "보보야~" 외치며 쿵쿵쿵 뛰어오는 행복한 장면에서 우리 집 두 살은 꼭 울먹

울먹하곤 했다. 엄마를 잃어버린 것이 무서워 울먹이는 아이가 엄마 눈에는 어찌나 귀엽던지.

『똥이 풍덩!』(알로나 프랑켈 글, 그림/비룡소)
기저귀를 떼기 전, 엄마들은 슬슬 책으로 워밍업을 하곤 한다. 기저귀를 빼고 변기에 앉은 아이가 똥을 풍덩! 배변에 성공하기를~. 똑같은 내용이지만 남자아이 버전, 여자아이 버전이 있다.

개구쟁이 아치 시리즈(기요노 사치코 글, 그림/비룡소)
일본에서 1976년 출간 이후 지금까지 베스트셀러인 개구쟁이 고양이 아치의 이야기. 20권이나 된다. 세트 그림책은 한꺼번에 사는 것이 싸다 하더라도 아이의 취향에 맞는지 아닌지 몇 권만 구해서 확인해볼 필요가 있다.

세밀화로 그린 보리 아기그림책(보리 편집부 엮음/보리)
아기들은 실물 사진보다 동물의 특징을 살려 모든 부분에 초점이 맞게 그려진 세밀화를 더 편하게 본다고 한다. 집에 사는 동물, 강에 사는 물고기, 바다에 사는 동물 등등 종류별로 있다. 자연관찰 전집을 사지 않기로 했다면 몇 권 단행본으로 갖출 만한 책들이다.

『무지개 까꿍!』(최정선 글, 김동성 그림/웅진주니어)

그림작가들의 그림작가 김동성 화백이 그린 영유아 그림책. 아기 동물들이 옷을 입는 중이다. 얼굴은 아직 옷 아래 가려진 상태로 묻는다. "누구야?" "까꿍!" 외치며 아기 동물들이 꼼지락꼼지락 나온다. 아, 다들 무지개 색깔대로 옷을 입었구나!

『쪽쪽』(김시영 글, 그림/고인돌)

"빠꼼, 우리 아가 눈떴네?" 이 책은 참 낯설고도 익숙하다. 엄마, 아빠, 아기, 강아지마저도 모두 알몸으로 등장! 말 그대로 아이를 물고 빨고 이뻐하는 가족이 나온다. 이중섭 화가의 그림이 떠오르기도 하는 가족의 모습이 정겹다. 이토록 다정하고 휴식이 되는 가족이라니!

『집을 지어요』(유소프 가자 글, 그림/이콘)

"여기 파란색 정사각형이 있어요." 이 문장을 아기가 어릴 땐 "여기 파랑 네모 있네" 정도로 짧게 줄여서 읽어줘도 된다. 아기가 언제 빨빨빨 다른 곳으로 놀러갈지 모르기 때문이다. 잘 듣고 있다면 언젠가 정사각형, 삼각형도 알게 되겠지. 이런 영유아 그림책 중 좋아하는 책은 두었다가 나중에 글자를 익힐 때 연습용 책으로 쓰기 좋다.

『기차가 칙칙폭폭』(뻬뜨르 호라체크 글, 그림/시공주니어)

알록달록 아기 그림책 시리즈 중 뻬뜨르 호라체크 작가의 책들은 대부분 아기들에게 통하는 성공템. 페이지 모양이 다양하고, 두꺼운 페이지 안에서도 창문에 구멍이 나 있다든지 아이들이 만질 수 있는 흥미 요소들이 적절하게 배치되어 있다.

『무엇이 될까요?』(멜라니 월시 글, 그림/시공주니어)

알록달록 아기 그림책 시리즈 중 멜라니 월시 작가의 책들 역시 어지간하면 '먹히는 책'. 아이가 직접 플랩을 열었다 닫

았다 하며 읽을 수 있다. 색깔과 모양, 동물 등 인지효과도 뛰어나지만 일단 재미있어서 아이들이 좋아한다. 영어 그림책으로도 인기가 좋다.

『투둑 떨어진다』(심조원 글, 그림/호박꽃)
아래 위로 책을 펼치기 때문에 투둑 떨어지는 느낌을 한껏 즐길 수 있다. 밤송이가 투둑 떨어지면 어떻게 될까? 홍시도 떨어지고, 단풍잎도 떨어지고. 가을을 흠뻑 느낄 수 있다.

『엄마랑 뽀뽀』(김동수 글, 그림/보림)
귀염둥이 오리도 엄마랑 뽀뽀, 재롱둥이 거북이도 엄마랑 뽀뽀~. 장면마다 아기 동물들이 엄마랑 뽀뽀를 한다. 그림책을 읽는 아기와 엄마도 당연히 뽀뽀를 하게 될 터. 동물들 모두 뽀뽀를 하는 단순하디 단순한 이 책이 불러일으키는 다정한 스킨십을 생각하면, "그림책이 이런 것이지!" 감탄이 나온다.

『뚜껑 뚜껑 열어라』(정은정 글, 윤지회 그림/시공주니어)
"뚜껑 뚜껑 열어라" 주문을 외우고 각종 냄비 뚜껑을 열면

(책의 플랩을 열면) 다양한 동물이 있다. 노란 뚜껑 아래 노란 오리, 초록 뚜껑 아래 초록 개구리, 맨 마지막 검은 뚜껑 아래에는 누가 있을까? 책을 보고 나면 온 집안 냄비 뚜껑을 열어 보는 건 당연한 독후놀이.

조작책

『반대말』(질 맥도널드 그림/문학동네)

귀여운 동물 그림이 그려진 단순한 퍼즐북. 어른 눈에는 단순한 퍼즐을 맞추느라 꼬물꼬물 아기는 열심히 소근육 발달 운동을 해야 한다.

『콩콩콩 도장 놀이』(엄미랑 글, 최혜인 그림/시공주니어)

세모, 네모, 동그라미 도장이 있어 찍고 다음 페이지를 넘기면 도장 모양 사물이 나타난다. 모양, 색깔, 숫자를 익히라고 만든 책이지만 그저 도장만 찍고 놀아도 즐겁다. 도장이 딸려 있는 놀이책은 출판사마다 다양하게 나와 있다.

『깜짝깜짝! 색깔들』(척 머피 글, 그림/비룡소)

선명한 색깔의 도형 뒤에서 동물들이 나타나는 팝업북. 어른 눈에도 신기하게 짜잔 나타나는 동물들을 보면 아이들이 만지고 싶은 게 당연하다. 책이 얼마나 신기한지 아이들 눈이 반짝반짝. 『1부터 10까지』와 세트이다.

촉감책

『우리 아기 첫 보들보들 촉감책: 색깔』(스텔라 배곳 글, 그림/어스본코리아)

'물렁물렁 노란 장화'에서는 장화 그림에 실제로 비닐 재질이 그림에 붙어 있다. '오돌토돌 빨간 딸기' 그림을 만져보면 정말 오돌토돌 씨앗이 느껴진다. 아기들이 사물의 촉감을 실제로 느껴볼 수 있는 책. 시리즈로 나와 있으니 아이가 좋아하는 주제의 책을 고르면 된다.

『도도코 아기 바스락 꼬리 헝겊책: 바다동물 꼬리』(편집부 지음/도윤)

어떤 키워드를 넣어도 검색 가능하도록 긴 이름을 가진 이 책은 바다동물들의 꼬리가 벨크로와 함께 끈에 달려 있다. 만지면 제목 그대로 바스락바스락. 소리와 촉감이 한꺼번에 즐거워진다. 영유아 전집에서 인기 있는 형태의 책이다.

『폭신폭신 올록볼록 동물 촉감책』(스마일 마마 글,그림/키즈엠)
북슬북슬한 사자의 갈기, 반짝이는 나비의 날개 등 손으로 만져보는 느낌 외에도 의성어, 의태어가 한껏 동원됐다. 촉감책은 줄거리보다 얼마나 다양한 촉감을 제공하는가가 관건. 긁으면 향기가 나는 책들도 있다.

사운드북

튤립 사운드북 시리즈(스마트베어)
장난감인지 책인지? 작은 책과 버튼을 누르면 노래가 나오는 튤립 모양 장난감이 세트. 캐럴과 동요 등 시리즈가 다양하다. 아이들이 버튼을 누르고, 노래를 듣고, 책장을 넘기는 재미에 꽤 잘 집중한다고 소문난 책이다.

『소리나는 아기 목욕책』(애플비 편집부 엮음/애플비)

장난감과 책의 구별이 쉽지 않은 이 시기 아이들에게는 다양한 재질과 형태의 책들이 필요하다. 비닐로 만든 폭신폭신한 책을 목욕하면서 물속에서도 읽을 수 있다니! 장소의 특이함이 독서의 즐거움을 배가하는 책.

맥주도 참을 만큼
너를 사랑하니까

ⓒ 전은주, 2020

초판 1쇄 펴낸날 2020년 8월 10일

지은이 전은주
펴낸이 배경란 오세은
펴낸곳 라이프앤페이지
주　소 서울시 마포구 월드컵로36길 14, 1416호
전　화 02-303-2097　**팩　스** 02-303-2098
이메일 sun@lifenpage.com
인스타그램 @lifenpage
홈페이지 www.lifenpage.com
출판등록 제2019-000322호(2019년 12월 11일)
디자인 ROOM 501　**표지 및 본문 일러스트** Yuka Hiiragi

ISBN 979-11-970241-2-2 (13590)

- 저작권법에 의해 보호를 받는 저작물이므로 무단전재와 복제를 금합니다.
- 이 책 내용의 일부 또는 전부를 이용하려면 반드시 저작권자와 라이프앤페이지의 서면 동의를 받아야 합니다.
- 이 도서의 국립중앙도서관 출판예정도서목록(CIP)은 서지정보유통지원시스템 홈페이지 (http://seoji.nl.go.kr)와 국가자료공동목록시스템(http://www.nl.go.kr/kolisnet)에서 이용하실 수 있습니다.(CIP제어번호: CIP2020029960)

> 라이프앤페이지는 독자 여러분의 소중한 원고를 기다립니다.
> 마음을 움직이는 글이 삶을 변화시킵니다. sun@lifenpage.com